Reflexos de uma Escolha

CIP-BRASIL. CATALOGAÇÃO NA PUBLICAÇÃO
SINDICATO NACIONAL DOS EDITORES DE LIVROS, RJ

L994r

Luz, Mari da
    Reflexos de uma escolha : a realidade sobre a dependência química / Mari da Luz. – 1. ed. – Porto Alegre [RS] : AGE, 2024.
    143 p. ; 14x21 cm.

    ISBN 978-65-5863-316-7
    ISBN E-BOOK 978-65-5863-319-8

    1. Abuso de substâncias – Contos brasileiros. 2. Dependência (Psicologia). I. Título.

24-93829
          CDD: 362.29
          CDU: 364.692:613.83

Gabriela Faray Ferreira Lopes – Bibliotecária – CRB-7/6643

MARI DA LUZ

Reflexos de uma Escolha

A realidade sobre a dependência química

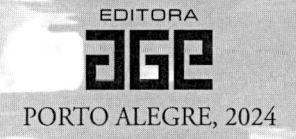

EDITORA
AGE

PORTO ALEGRE, 2024

© Mari da Luz, 2024

Capa:
Autora

Diagramação:
Maximiliano Ledur

Supervisão editorial:
Paulo Flávio Ledur

Editoração eletrônica:
Ledur Serviços Editoriais Ltda.

Reservados todos os direitos de publicação à
EDITORA AGE
editoraage@editoraage.com.br
Rua Valparaíso, 285 – Bairro Jardim Botânico
90690-300 – Porto Alegre, RS, Brasil
Fone: (51) 3223-9385 | Whats: (51) 99151-0311
vendas@editoraage.com.br
www.editoraage.com.br

Impresso no Brasil / Printed in Brazil

AGRADECIMENTOS

Gostaria de expressar a minha sincera gratidão a todas as pessoas corajosas que generosamente compartilharam suas histórias pessoais para fazer parte deste livro sobre prevenção à dependência química. Suas experiências e palavras são fundamentais para inspirar e educar outros, e sua contribuição é inestimável.

Agradeço não apenas por sua coragem em compartilhar sua jornada, mas também por sua dedicação em ajudar a criar um mundo onde a compreensão e o apoio mútuo são fundamentais para a superação de desafios tão complexos como a dependência química. Suas vozes tornam este livro mais humano, mais poderoso e mais impactante.

Que cada palavra escrita aqui seja um tributo à sua resiliência, esperança e força interior. Que o seu testemunho ajude a iluminar o caminho daqueles que buscam orientação e inspiração.

Muito obrigada por confiarem em mim para compartilhar suas narrativas profundamente pessoais. Este livro é um testemunho do seu valor, coragem e generosidade. Que suas histórias toquem os corações daqueles que mais precisam ouvir, e que juntos possamos criar um futuro mais solidário e compassivo para todos.

Querida Thais Caroline,

    Quero expressar minha profunda gratidão a você por ter colocado tanta emoção e paixão em cada história que escolheu para o livro *Reflexos de uma Escolha*. Sua sensibilidade e dedicação tornaram cada relato ainda mais especial, tocando os corações de quem os lê. Sua habilidade de transmitir sentimentos e vivências é admirável, e me enche de orgulho.

    Obrigada por tornar este projeto tão significativo.

Com amor,
Mari da Luz

PREFÁCIO

A dependência química é um desafio profundamente humano, uma luta interna e externa que afeta milhões de pessoas ao redor do mundo. Este livro é uma janela para a complexa realidade da dependência química, oferecendo uma perspectiva íntima e profunda sobre a vida daqueles que enfrentam essa batalha diária.

No coração da dependência química está a luta incessante entre o desejo e a necessidade, o vício e a recuperação. É uma batalha que transcende estigmas e pré-julgamentos, revelando a verdade nua e crua sobre o impacto devastador das substâncias químicas na vida das pessoas. Através das páginas deste livro, mergulharemos nas histórias reais de indivíduos cujas vidas foram moldadas por sua relação com drogas e álcool.

Cada história é única, mas todas compartilham temas comuns de dor, esperança e resiliência. Vamos conhecer pessoas que se viram capturadas nas garras da dependência, suas jornadas turbulentas e os momentos de clareza que surgem em meio ao caos. Essas narrativas não são apenas sobre a luta para superar o vício, mas também sobre o caminho para a autoaceitação e a reconstrução da vida.

A dependência química não conhece fronteiras. Ela pode atingir qualquer pessoa, independentemente de idade, gênero, classe social ou origem. Portanto, ao explorar essas histórias, buscamos não apenas entender as experiências individuais, mas também iluminar os aspectos universais da condição humana que nos conectam a todos.

Cada capítulo deste livro é uma oportunidade para olhar além do estigma e da desinformação, para ver a pessoa real por trás da luta. São histórias de pessoas que enfrentam o vício com coragem, enfrentam os desafios do tratamento e, muitas vezes, encontram um novo sentido de propósito e esperança. São relatos de erros, recuperação e, acima de tudo, a busca constante pela redenção e pelo significado.

Esperamos que, ao ler estas histórias, você se sinta tocado e inspirado. Que você possa ver a dependência química não apenas como uma doença, mas como uma parte complexa e dolorosa da jornada de vida de muitos. Que você possa encontrar empatia e compreensão para aqueles que estão lutando, e que você se una a nós na missão de criar um mundo mais compreensivo e solidário para todos aqueles que buscam a recuperação.

Este livro é mais do que uma coleção de histórias; é um chamado à ação e um convite para que todos nós participemos na construção de um futuro onde a compreensão e o apoio possam substituir o julgamento e a exclusão. É um lembrete de que, apesar dos desafios, a esperança e a recuperação são sempre possíveis.

SUMÁRIO

Parte 1 | Mariana
As raízes do rancor 11

Parte 2 | Lucas
Infância feliz e família amorosa 37

Parte 3 | Clara
O amor de mãe 60

Parte 4 | Antônio 77

Parte 5 | Rafael
O início do abismo 99

Parte 6 | Ana
O sonho do interior 116

A jornada individual e coletiva 135
A história das drogas: de remédios a mercadorias 136
O papel das políticas de drogas 141
Reflexão final: lições e esperanças 142
Um chamado à ação 143

Parte 1
Mariana

AS RAÍZES DO RANCOR

Mariana cresceu em um ambiente de separação. Seus pais se divorciaram quando ela tinha apenas três anos. Enquanto ela ficou com o pai e a madrasta, sua irmã mais nova, Juliana, ficou com a mãe. A distância física e emocional entre Mariana e sua mãe foi se alargando com o tempo, criando um abismo de mágoa e ressentimento.

Apesar das tentativas constantes de sua mãe para manter contato e ajudar como podia, Mariana não conseguia enxergar as lutas e dificuldades que sua mãe havia superado na vida. A mãe de Mariana, Ana, era uma mulher que sempre teve que lutar muito para sustentar a si mesma e a Juliana. Trabalhava longas horas e ainda fazia bicos para complementar a renda. No entanto, esses sacrifícios nunca foram compreendidos por Mariana, que via sua mãe apenas como a pessoa que a havia abandonado.

A mãe tentava contato e aproximação, mas essas ações eram vistas por Mariana como intrusivas e insuficientes.

Mariana sentia que essas tentativas eram apenas gestos superficiais de alguém que não se importava o suficiente para ficar. Cada tentativa de reaproximação era recebida com frieza ou rejeição, fortalecendo ainda mais o muro emocional entre elas.

O rancor de Mariana se enraizou profundamente quando ela começou a comparar a vida com seu pai e sua madrasta com a vida que sua irmã tinha com a mãe. Mariana vivia em um ambiente rígido, com um pai severo que raramente mostrava afeto e uma madrasta que, apesar de tentar ser compreensiva, não conseguia preencher o vazio deixado pela mãe. Em contraste, Juliana parecia ter uma relação amorosa e próxima com a mãe, cheia de carinho e apoio emocional. Essa percepção de desigualdade alimentou a crença de Mariana de que sua mãe havia escolhido Juliana em detrimento dela.

Durante os anos de adolescência, Mariana começou a externalizar seu sofrimento através de rebeldia e comportamentos autodestrutivos. Sentia-se constantemente abandonada e traída, não apenas pela mãe, mas também pela vida, que lhe parecia injusta. Essas emoções intensas eram reflexo do vazio que sentia e do desejo profundo de ser amada e reconhecida por sua mãe.

Com o passar dos anos, essa mágoa se transformou em rancor e, eventualmente, em barreira que impedia qualquer possibilidade de reconciliação. Mariana desenvolveu uma visão distorcida de sua mãe, onde todos os esforços e sacrifícios feitos por Ana eram ignorados ou minimizados. Não conseguia enxergar as batalhas diárias que sua mãe enfrentava, tanto no trabalho quanto na vida pessoal, para proporcionar uma vida melhor para ela e sua irmã.

A IRMÃ E O EQUILÍBRIO

Ao contrário do relacionamento com a mãe, Mariana sempre manteve boa relação com Juliana. Embora fossem opostas em muitos aspectos, elas se equilibravam. Juliana, sempre acolhedora e compreensiva, tentava ser o ponto de paz na vida tumultuada da irmã mais velha.

Ela testemunhou de perto os sacrifícios e as lutas diárias de Ana, mas também recebeu o amor e a dedicação que a mãe podia oferecer. Ao longo dos anos, Juliana desenvolveu uma personalidade serena e resiliente, características que a ajudaram a lidar com as crises de Mariana.

Desde cedo, Juliana aprendeu a ser a mediadora e pacificadora da família. Sempre que Mariana a visitava ou quando as duas se encontravam, Juliana fazia de tudo para criar um ambiente de acolhimento e harmonia. Ela sabia que a presença da mãe era um gatilho para o rancor de Mariana, e por isso, muitas vezes, organizava encontros apenas entre elas duas, tentando fortalecer o vínculo fraternal.

Juliana tinha um talento natural para a empatia. Ela entendia que o comportamento de Mariana era uma manifestação de suas dores e traumas, oferecia uma escuta atenta e conselhos sinceros, sempre buscando compreender os sentimentos por trás das palavras e ações da irmã.

Essa relação especial entre as irmãs era uma fonte constante de força para Mariana. Nos momentos mais difíceis, quando sentia que o mundo estava desmoronando ao seu redor, era Juliana quem conseguia trazer um pouco de luz e esperança. Elas compartilhavam segredos, sonhos e medos.

A irmã mais nova não concordava com o rancor de Mariana em relação à mãe. Ela via de perto as batalhas que sua mãe enfrentava diariamente e admirava sua força. Para Juliana, era doloroso ver Mariana tão consumida pela mágoa, sabendo o quanto sua mãe sofria também.

Juliana mostrava, através de seu próprio exemplo, que era possível superar adversidades e encontrar equilíbrio mesmo nas situações mais difíceis; ela também tentou, repetidas vezes, ser a ponte entre Mariana e a mãe. Organizou encontros e conversas, incentivando ambas a abrirem seus corações e expressarem seus sentimentos. Apesar das inúmeras tentativas fracassadas, Juliana nunca perdeu a esperança de que um dia a família poderia se reconciliar.

Para Juliana, cada pequeno passo de progresso de Mariana era uma vitória. Ela celebrava os momentos de sobriedade, os pequenos gestos de carinho e as tentativas de reconciliação.

Juliana era, em muitos aspectos, o equilíbrio que faltava na vida de Mariana. Sua presença constante, paciência e amor incondicional proporcionavam um senso de estabilidade que Mariana não encontrava em mais nenhum lugar. Esse vínculo especial entre as irmãs era uma lembrança contínua de que, independentemente das adversidades, o amor e a compreensão poderiam oferecer uma chance de cura e redenção, mas que essa chance deveria ser aproveitada.

A VIDA COM O PAI E A MADRASTA

Mariana cresceu com o pai, João, e a madrasta, Sônia, além de toda a família do pai. Essa convivência, no entanto, não foi necessariamente boa para ela. Sônia, que tinha um filho com João, se esforçava para entender e acolher Mariana, mas a dinâmica familiar era marcada por tensão, manipulação e abusos emocionais.

A casa de João era um ambiente complexo, onde a disciplina e a obediência eram valorizadas, mas também havia momentos de permissividade que criavam um ambiente confuso para Mariana. João acreditava que a melhor maneira de criar Mariana era através de uma disciplina alternada com momentos de liberalidade. Ele permitia certas liberdades a Mariana, como sair com amigos e fazer atividades que outras crianças da mesma idade faziam, mas essas permissões eram frequentemente usadas como moeda de troca para controlar e manipular suas ações.

João era manipulador e narcisista. Ele frequentemente usava palavras e gestos para minar a autoestima de Mariana, fazendo-a sentir-se inadequada e indesejada.

Apesar do comportamento manipulador de João, Mariana o idolatrava. Ela via nele uma figura forte e protetora, acreditando nas histórias que ele contava sobre o sacrifício que fez ao ficar com ela. João sabia usar essa admiração a seu favor, instilando culpa e insegurança em Mariana sempre que ela cometia um erro, por menor que fosse. Ele usava essas oportunidades para ressaltar as supostas falhas de caráter que ela havia herdado de Ana, repetindo constantemente que Mariana deveria ser grata por ter sido *resgatada* por ele.

Sua madrasta, Sônia, estava em uma posição complicada. Ela queria criar uma família harmoniosa, mas se via frequentemente dividida entre agradar o marido e tentar ser uma figura materna para Mariana. Sônia era emocionalmente dependente de João e temia contrariá-lo, o que a fazia, muitas vezes, se alinhar às atitudes manipuladoras dele. Ela se esforçava para criar um ambiente acolhedor, mas suas tentativas eram frequentemente minadas pelas ações de João e sua própria incapacidade de enfrentar as dinâmicas abusivas da casa.

Apesar disso, Sônia tinha um afeto genuíno por Mariana. Ela tentava se aproximar da enteada, oferecer apoio e criar um vínculo de confiança, mas a dependência emocional que tinha de João a impedia de realmente confrontar os abusos e criar uma mudança significativa no ambiente familiar.

A família de João reforçava as narrativas dele, perpetuando uma campanha constante contra Ana. Eles frequentemente falavam mal dela na presença de Mariana, descrevendo-a como egoísta e irresponsável. Cada visita familiar era uma oportunidade para lembrar Mariana de que sua mãe a havia abandonado, reforçando o sentimento de rejeição e alimentando o rancor que ela sentia.

Essas constantes críticas à mãe criaram uma visão distorcida em Mariana. A menina cresceu acreditando que Ana era a culpada por todos os seus sofrimentos, enquanto João era o herói que a resgatou. A idolatria pelo pai cegava Mariana para a realidade dos abusos que sofria, tanto emocionais quanto físicos.

Mariana passou por traumas significativos durante a infância que foram completamente negligenciados pela família. Com apenas oito anos, ela sofreu um abuso que marcou profundamente sua vida. Mariana, assustada e confusa, tentou contar aos adultos sobre o que havia acontecido, mas suas palavras foram ignoradas e minimizadas. João e Sônia, preocupados em manter as aparências e evitar um escândalo, não deram a devida atenção ao ocorrido e optaram por não tomar nenhuma ação. Para Mariana, a negligência e a falta de proteção foram devastadoras, aumentando seu sentimento de isolamento e vulnerabilidade.

Os traumas da infância de Mariana foram completamente negligenciados pela família. Qualquer menção ao abuso era rapidamente silenciada, e Mariana aprendeu a guardar seu sofrimento para si mesma. Ela crescia sentindo-se cada vez mais inadequada, culpada e desprezada, internalizando o tratamento cruel que recebia como sendo merecido. A adoração que sentia pelo pai impedia-a de ver a verdade, e a negligência de todos ao seu redor só aprofundava seu sofrimento.

João tinha problemas leves com bebida e jogos, que exacerbavam seus comportamentos agressivos e manipuladores. Embora não fosse opressor de forma constante, seus momentos de liberalidade eram frequentemente seguidos por episódios de agressão verbal e física. Essas oscilações de comportamento deixavam Mariana constantemente na defensiva, sem saber quando poderia ser alvo da próxima explosão de raiva do pai.

Foi difícil para Mariana enxergar a verdade sobre seu pai. Ela acreditava na imagem de homem sacrificado e protetor que João cultivava. A idolatria que sentia por ele a cegava para a realidade de sua manipulação e abuso.

O DESPERTAR DA VERDADE

Esse despertar foi doloroso e confuso. Mariana teve que confrontar a realidade de que a pessoa que mais admirava e idolatrava era também a fonte de seu maior sofrimento. A aceitação dessa verdade foi um passo crucial em sua jornada, mas também deixou cicatrizes profundas que levariam anos para começar a cicatrizar.

O ambiente familiar disfuncional deixou marcas profundas que influenciariam todas as suas futuras relações e decisões. Mariana estava presa em uma teia de mentiras e crueldade, sem saber como escapar ou sequer reconhecer a verdadeira natureza de seu sofrimento. A idolatria cega que nutria pelo pai era um escudo que a impedia de ver a realidade e buscar a ajuda que tanto precisava.

A adolescência de Mariana foi marcada por traumas e conflitos. Ela sentia que não pertencia a lugar nenhum e buscava desesperadamente um sentido para sua vida. Aos 16 anos, engravidou de seu primeiro filho. O que poderia ter sido uma tragédia acabou se transformando em oportunidade de mudança.

UMA NOVA ESPERANÇA

A gravidez precoce de Mariana trouxe consigo um turbilhão de emoções, mas também uma nova perspectiva sobre a vida. Casando-se com Roberto, o pai de seu filho, ela finalmente encontrou uma estabilidade que nunca havia experimentado antes. Com o passar do tempo, a família cresceu, e Mariana teve mais dois filhos. Cada um deles era uma nova luz em sua vida, e ela se dedicava intensamente a ser uma mãe atenciosa e amorosa. Mariana se orgulhava de cada sorriso e cada conquista de seus filhos. Ela se esforçava para estar presente em todos os momentos importantes, desde as primeiras palavras até as apresentações escolares. As noites eram preenchidas com histórias antes de dormir, e os fins de semana, com passeios no parque e brincadeiras. A conexão que ela tinha com seus filhos era profunda; eles eram seu refúgio em um mundo que muitas vezes parecia caótico e imprevisível.

No entanto, enquanto a relação com os filhos florescia, a dinâmica com Roberto começava a se deteriorar. No início, o casamento era cheio de promessas e sonhos compartilhados, mas a pressão das responsabilidades familiares e as diferenças de temperamento começaram a se manifestar.

As brigas se tornaram parte da rotina, e Mariana começou a se sentir presa em um ciclo de tensão. Ela se esforçava para manter a harmonia em casa, mas as palavras afiadas de Roberto frequentemente a deixavam ferida. Ele, por sua vez, se sentia sobrecarregado e incapaz de lidar com a situação, o que apenas agravava a tensão. As discussões, que antes eram sobre pequenas coisas, começaram a envolver questões mais profundas, como os sonhos e as expectativas de cada um.

Mariana, por mais apaixonada que fosse por seus filhos, não conseguiu evitar que a pressão de sua vida conjugal a afetasse. Com o tempo, ela começou a se sentir cada vez mais isolada, como se estivesse em um barco à deriva, lutando para equilibrar o amor que sentia pelos filhos e a dor crescente de sua relação com Roberto. As noites tranquilas que passava com as crianças, contando histórias e abraçando-as, eram frequentemente seguidas por dias de tensão e lágrimas.

Ela desejava que Roberto pudesse ver a beleza no que estavam construindo juntos, em vez de se concentrar nas falhas. As crianças percebiam a mudança no clima familiar, e Mariana se via lutando contra a sensação de que estava dividida entre ser a mãe que queria ser e a esposa que Roberto esperava que ela fosse. No fundo, ela sonhava com um lar onde o amor e a compreensão predominassem, mas a realidade parecia cada vez mais distante.

Assim, Mariana se viu em uma encruzilhada emocional. O amor por seus filhos era inegável, mas a dor de sua relação com Roberto a fazia questionar o futuro. Foi quando ela tomou a difícil decisão de se separar.

A QUEDA

A vida de Mariana, após a separação de Roberto, tornou-se um labirinto escuro, repleto de inseguranças e solidão. A pressão de ser mãe de três filhos, sem ter a estrutura familiar que sempre desejou, pesava sobre seus ombros. A cada dia, a sensação de inadequação aumentava, e o vazio emocional a consumia, tornando-se uma sombra constante.

Foi em uma noite particularmente difícil que Mariana se viu sozinha, em casa, cercada pelo silêncio ensurdecedor. Os filhos estavam com o pai, e a saudade misturava-se à dor de lembranças de momentos felizes que pareciam cada vez mais distantes. Em sua mente, uma batalha interna se travava. Ela queria ser forte, mas a realidade era esmagadora. Foi nesse momento de fraqueza que um conhecido, que já havia se tornado parte do seu novo círculo social, lhe ofereceu uma droga. Um gesto casual, que mudaria o curso de sua vida.

A primeira vez que Mariana experimentou as substâncias, sentiu-se envolta em uma onda de euforia. As cores pareciam mais vivas, os sons mais intensos, e a dor que a atormentava desapareceu, mesmo que temporariamente. Era como se um peso tivesse sido retirado de seus ombros. No entanto, essa sensação de liberdade durou pouco. Assim que o efeito passou, a realidade voltou com uma força avassaladora, e o vazio tornou-se ainda mais profundo.

Conforme as semanas se passaram, a busca pela euforia se transformou em um vício voraz. Mariana começou a usar drogas diariamente, e com isso sua vida se desmoronava. Os marcos importantes da vida de seu filho mais novo, Lucas, começaram a escorregar entre seus dedos. A primeira palavra, o primeiro passo, os pequenos triunfos que deveriam ser comemorados tornaram-se invisíveis para ela. Em vez de estar presente, Mariana se afundava em um mundo de ilusões, deixando que as experiências mais significativas de Lucas passassem despercebidas.

Em uma manhã ensolarada, enquanto o resto da família se reunia para celebrar o aniversário de Lucas, Mariana estava em um canto escuro de sua mente, perdida em uma neblina de substâncias. Quando finalmente decidiu aparecer, já era tarde demais. Lucas, com seus olhos brilhantes e esperança infantil, olhou para a mãe, mas ela não conseguia ver a alegria refletida nele. Ela estava distante, como uma estranha em sua própria vida.

O sentimento de culpa se acumulou, mas Mariana escolheu ignorá-lo, afundando-se cada vez mais em seu vício. As visitas ao parque, as histórias antes de dormir e os momentos de carinho tornaram-se memórias empoeiradas, sufocadas pelo consumo incessante das drogas. A cada nova recaída, a cada nova promessa quebrada, Mariana se afastava mais de seus filhos e de si mesma.

Os apelos de sua família para que buscasse ajuda eram apenas ecos distantes em sua mente confusa. Cada tentativa de reabilitação era recebida com resistência, e quando ela finalmente concordava em tentar, a força do vício a arrastava de volta para a escuridão. Mariana se sentia como uma marionete, controlada por forças que ela não conseguia compreender, e cada dia se tornava uma luta para se manter à tona.

O desespero se instalou em sua vida, e Mariana começou a se envolver com o tráfico, acreditando que assim conseguiria sustentar seu vício e, ao mesmo tempo, fornecer alguma forma de sustento para seus filhos. O que antes era um grito por ajuda se transformou em um grito silencioso de autodestruição. As noites em claro, as decisões erradas e as promessas não cumpridas tornaram-se uma rotina, e ela se viu presa em um círculo vicioso, sem saber como escapar.

Enquanto isso, Lucas crescia, e a ausência da mãe se tornava cada vez mais evidente. Ele começou a perguntar por Mariana, a buscar seu olhar em cada esquina, mas a resposta que recebia era o eco de um silêncio que só aumentava sua dor. Mariana não percebia que, ao se perder em seu vício, estava também perdendo a essência do que significava ser mãe. O amor que um dia a impulsionou agora parecia um fardo insuportável.

A queda de Mariana não foi apenas pessoal; ela levou consigo os sonhos e as esperanças de seus filhos, deixando um rastro de dor e desespero. A cada dia, a linha entre a realidade e a ilusão se tornava mais tênue, e a luta pela sobriedade se transformava em uma batalha cada vez mais dura.

A INTERVENÇÃO DA MÃE E DA IRMÃ

A decisão de sua mãe em intervir na vida de Mariana não foi fácil. Ambas carregavam um peso emocional profundo, e a relação entre elas era marcada por um emaranhado de sentimentos não resolvidos. A mãe, Ana, havia passado anos se sentindo culpada pela separação e pela distância que se estabeleceu entre elas. Mariana, por sua vez, cultivava um rancor que parecia inabalável, alimentado por memórias de abandono e mágoa.

Ana se aproximou com um coração aberto, disposta a fazer o que fosse necessário para ajudar a filha. No entanto, a ferida que Mariana carregava era profunda, e ela frequentemente se sentia invadida pela presença da mãe. A dificuldade em deixar o passado para trás tornava cada encontro um campo de batalha emocional.

As conversas entre elas, muitas vezes, se tornavam tensas. Mariana se fechava, sua defesa erguida como um muro intransponível, enquanto Ana tentava se abrir e compartilhar suas próprias lutas. "Eu só quero que você saiba que eu estou aqui", Ana dizia, sua voz trêmula, cheia de um amor que Mariana tinha dificuldade em aceitar. "Eu não sou perfeita, mas estou lutando para te ajudar."

Mariana sentia uma mistura de gratidão e raiva. A ajuda de sua mãe era algo que ela nunca havia experimentado antes, mas, ao mesmo tempo, era difícil para ela acreditar que Ana poderia realmente entender a profundidade de sua dor. "Você não sabe o que eu passei", ela respondia, a voz firme, mas cheia de insegurança. "Como pode me ajudar se não esteve aqui quando eu mais precisei?"

Juliana, a irmã sempre presente, tentava ser a ponte entre as duas. Ela sabia que tanto a mãe quanto Mariana desejavam uma relação, mas que os fantasmas do passado tornavam isso quase impossível. Juliana incentivava conversas mais abertas, encorajando a mãe a compartilhar suas próprias lutas e a Mariana a expressar sua dor. "Vocês precisam se ouvir", ela dizia com sinceridade; "é o único jeito de se encontrarem".

Assim, apesar das dificuldades, um fio de esperança começou a entrelaçar suas vidas. Mariana começou a perceber que a ajuda de sua mãe não era uma cobrança, mas um presente que ela poderia aceitar. O caminho para a reconciliação ainda era longo e cheio de obstáculos, mas, pela primeira vez, ambas estavam dispostas, mas após várias tentativas de recuperação sem internação, Mariana se viu mais uma vez enredada nas garras do vício. A pressão crescente e a sensação de fracasso a empurraram de volta para o mundo das drogas, e a ilusão de controle que havia construído desmoronou rapidamente. Ela começou a se afastar de sua mãe e de Juliana, sentindo-se cada vez mais isolada em sua dor.

O que começou como um simples encontro com velhos conhecidos rapidamente se transformou em uma espiral descendente. Mariana se deixou levar pelas promessas vazias de uma euforia temporária, esquecendo-se das palavras de apoio e amor que sua mãe e irmã lhe ofereciam. O peso do rancor que ela ainda carregava a impediu de ver que a verdadeira luta era contra si mesma e seus demônios internos.

Juliana, percebendo a mudança de comportamento da irmã, tentou abordá-la com cuidado, mas Mariana continuou tentando contornar a situação.

Com o passar dos dias, as visitas de sua mãe tornaram-se mais raras e carregadas de tensão. A esperança que uma vez brilhava em seus olhos agora era substituída por um receio palpável. A cada recaída de Mariana, a mãe sentia como se uma parte de seu próprio coração fosse arrancada. Ela se lembrava das promessas que havia feito a si mesma de que nunca desistiria da filha, mas a dor da impotência era quase insuportável.

Mariana, por sua vez, vivia um ciclo de culpa e autocompaixão. A cada uso, ela se lembrava de seus filhos e do amor que tinha por eles, mas a necessidade de escapar de sua realidade a ofuscava. As dívidas com o tráfico cresciam, e o medo se tornava um companheiro constante. O abismo em que se encontrava parecia mais profundo a cada dia, e as sombras de seu passado agora a perseguiam com uma ferocidade que ela não conseguia enfrentar.

Mariana, após a recaída, viu-se cada vez mais envolvida com o tráfico de drogas, uma teia que se tornava mais intrincada a cada dia. O que começou como um escape temporário rapidamente se transformou em um compromisso sombrio. A pressão para sustentar seu vício a levou a um caminho que ela não podia imaginar, onde as promessas de euforia se misturavam com o medo constante de represálias.

As dívidas começaram a se acumular. Mariana não conseguia mais manter o controle sobre suas finanças, e os pequenos empréstimos que fizera agora se tornaram cobranças pesadas. O tráfico não era apenas uma forma de obter a droga; era uma armadilha, uma forma de garantir que ela estivesse sempre ligada a um ciclo de violência e manipulação. A sensação de ser uma peça insignificante em um jogo maior a consumia, e a ideia de escapar parecia cada vez mais distante.

A mãe, percebendo a gravidade da situação, viu-se forçada a intervir de maneira que jamais imaginara, e a dor de ver a filha afundar em um mundo tão perigoso a deixava em constante estado de alerta. A cada ligação que recebia, seu coração disparava, temendo que fosse uma notícia ruim.

A ÚLTIMA TENTATIVA

Vendo a gravidade da situação, a mãe de Mariana convenceu-a a tentar mais uma internação. Com muito esforço e amor, ela conseguiu fazer com que Mariana entendesse que essa era sua última chance de se salvar.

Os dias na clínica transformaram-se em uma jornada de autodescoberta e cura para Mariana. A rotina que antes era marcada pela solidão e pelo desespero agora estava repleta de atividades que promoviam seu bem-estar.

A terapia se tornou um espaço sagrado, onde Mariana confrontava suas emoções mais profundas. Cada sessão revelava camadas de dor e arrependimento, mas também trazia à tona a esperança de um recomeço. A ausência de seus filhos era uma sombra constante em sua mente. A saudade oscilava entre momentos de intensa tristeza e flashes de alegria ao se lembrar das risadas e brincadeiras. A expectativa por visitas tornava-se um ponto focal de sua recuperação. Quando sua irmã, Juliana, finalmente trouxe as crianças para uma visita, a atmosfera da clínica parecia se iluminar. Mariana viu seus filhos correndo em direção a ela, e o calor daquele abraço a envolveu como uma manta confortável. Naqueles instantes, todas as suas lutas e inseguranças pareciam se dissipar, e ela se sentiu, mais uma vez, como a mãe que desejava ser.

O processo terapêutico trouxe uma nova perspectiva. Mariana começou a perceber que, para ser uma mãe melhor, precisava cuidar de si mesma primeiro. Essa autocompaixão a ajudou a reconstruir sua autoestima, e, aos poucos, ela começou a reescrever sua narrativa. O ambiente da clínica, com seus grupos de apoio e atividades, fez com que Mariana se sentisse parte de uma comunidade. Essa conexão a inspirou a ajudar outros, e ela começou a se envolver como monitora.

Como monitora, Mariana ajudava os novos pacientes a se integrarem e a encontrarem conforto em suas lutas. A cada interação, sua confiança crescia. Ela se via refletida nas histórias de outros, e isso a motivava a continuar sua própria jornada. As palavras de encorajamento e os gestos de apoio tornaram-se uma extensão de sua própria transformação. Mariana estava aprendendo a valorizar o potencial que havia dentro dela.

Finalmente, chegou o dia da alta. A clínica, que antes parecia uma prisão, agora se transformara em um lar temporário onde Mariana havia encontrado força e clareza. Ao olhar para trás, viu não apenas um caminho de dor, mas um percurso repleto de aprendizado e resiliência. Com um coração renovado, ela estava pronta para retomar sua vida, com a certeza de que, apesar dos desafios, tinha as ferramentas necessárias para seguir em frente e ser a mãe que sempre quis ser.

O RECOMEÇO

Mariana saiu com a determinação de recomeçar sua vida. Sua mãe a estava ajudando a procurar emprego e um lugar para morar, já que no momento estava morando com a madrasta, que havia se separado do pai de Mariana, e com o irmão, com quem restabeleceu uma relação enquanto estava na clínica.

A mãe de Mariana continuou a apoiá-la, apesar das dificuldades e dos conflitos não resolvidos. Juliana estava sempre ao seu lado, oferecendo apoio e compreensão. Parecia que, finalmente, Mariana havia encontrado um caminho para a recuperação.

A RECAÍDA

No entanto, a vida de Mariana não seguiu um curso linear. Em um momento de fraqueza e pressão, ela acabou recaindo.

O peso da realidade começou a se tornar insuportável para Mariana. Após meses de luta e determinação, a pressão de reconstruir sua vida e o medo constante de falhar se tornaram um fardo pesado demais para suportar. Com a mente confusa e o coração angustiado, ela decidiu que a única maneira de lidar com sua dor era voltar a se esconder atrás das mentiras que sempre a acompanharam.

Mariana começou a manipular sua família com uma habilidade que ela havia aperfeiçoado ao longo dos anos. Para sua mãe, ela se apresentou como alguém que estava sob os cuidados de sua madrasta, alegando que estava vivendo uma fase de recuperação e que precisava de um apoio financeiro para cobrir as despesas de moradia e alimentação. Ao mesmo tempo, para a madrasta, ela mentiu, dizendo que estava com sua mãe, destacando as dificuldades que supostamente enfrentava para manter a relação familiar. Desse modo, manipulava ambas as partes, explorando a compaixão e a preocupação que elas sentiam por ela.

Ela se tornava uma especialista em criar histórias convincentes, sempre com um tom de urgência que fazia sua mãe e madrasta se sentirem culpadas. A cada ligação, Mariana aumentava os detalhes, tornando suas mentiras mais elaboradas. "Estou tão triste aqui, mãe. A madrasta não me entende, e preciso de ajuda para sair dessa situação", dizia, enquanto na verdade estava perdida em um círculo de vícios e relacionamentos perigosos.

A situação começou a se complicar quando Juliana, preocupada com a irmã, decidiu conversar com o irmão, que era filho do pai com a madrasta. Durante a conversa, os detalhes das mentiras de Mariana começaram a se entrelaçar e se contradizer. Juliana mencionou as últimas mensagens que havia recebido da irmã, como ela dizia estar na casa da mãe, enquanto o irmão revelou que Mariana havia pedido dinheiro para a madrasta, alegando estar com a mãe, ambos se deram conta de que Mariana estava jogando um jogo perigoso, manipulando a confiança de cada um deles em busca de uma rede de proteção que, na verdade, não existia. A preocupação transformou-se em indignação e tristeza.

O peso das mentiras de Mariana estava finalmente se tornando insustentável, e eles perceberam que a única coisa que Mariana realmente desejava era escapar da própria realidade, mesmo que isso significasse destruir os laços que ela havia tentado reconstruir.

Nesse momento, a preocupação se transformou em uma determinação silenciosa. Eles sabiam que não podiam mais permitir que Mariana continuasse nesse círculo de manipulação e autodestruição. A esperança de que Mariana pudesse um dia encontrar o caminho de volta estava presente, mas agora era acompanhada de uma certeza amarga: as mentiras tinham um custo, e a verdade viria à tona, não importa o quanto ela tentasse escondê-la.

O tempo passou e Mariana se tornou uma sombra de quem era. Seu desaparecimento começou como um sussurro, uma ausência que se foi tornando um grito ensurdecedor na vida de sua família. Inicialmente, houve uma certa esperança de que ela simplesmente estivesse distante, talvez lidando com suas questões de uma maneira que não podiam compreender. Mas a esperança logo se transformou em preocupação, e a preocupação em desespero.

A última confirmação que a família teve de Mariana foi de que ela havia retornado ao tráfico. Os rumores começaram a circular na vizinhança, e o que antes eram apenas murmúrios se tornaram gritos alarmantes. A imagem de Mariana, uma jovem cheia de vida e sonhos, agora era associada a uma rede de sombras e perigos.

O que mais chocou a família foi o fato de que, pela primeira vez, Mariana cortou totalmente o contato com os filhos. Isso era algo que ela nunca havia feito, nem mesmo nas horas mais sombrias de sua vida. Mesmo em seus momentos mais críticos, quando se sentia perdida e confusa, a ligação com suas crianças era uma âncora, um motivo para lutar e se manter à tona. Agora, no entanto, essa conexão havia desaparecido, como se ela tivesse decidido se desligar de tudo e todos.

Juliana e seu irmão, Miguel, tentaram de todas as maneiras contatar Mariana. Mensagens, ligações, contato com amigos e conhecidos de Mariana.

A angústia de Juliana crescia a cada instante. Ela se lembrava de todas as promessas que Mariana havia feito, de como as coisas estavam prestes a mudar. Aquela era a irmã que sempre havia lutado, que sempre encontrava uma maneira de voltar, de se reerguer após cada queda. Mas agora ela estava ausente, e a ideia de que Mariana poderia estar se afundando novamente no mundo do tráfico era aterrorizante.

A mãe de Mariana esgotou todos os recursos que tinha na busca pela filha, com medo de não a encontrar e o mesmo medo vinha quando pensava em como poderia encontrá-la.

Seus filhos, agora sob os cuidados de Roberto, sentiam a falta da mãe e perguntavam por ela, sem entender completamente a situação.

Com o passar dos dias, a incerteza se transformou em luto silencioso. Eles sabiam que, se Mariana estava de volta ao tráfico, as chances de vê-la novamente eram mínimas. A dor de perder uma irmã e mãe para as garras de um mundo tão sombrio era insuportável. E o silêncio que se instaurou em suas vidas se tornava cada vez mais opressivo, como um manto escuro que os envolvia.

A espera por notícias tornou-se uma tortura, e, enquanto os dias se arrastavam, a família se perguntava se Mariana ainda estava viva, se ainda pensava neles, se sentia falta dos filhos que tanto amava. O desespero se misturava à frustração, e, embora a realidade fosse difícil de aceitar, uma verdade era inegável: o desaparecimento de Mariana havia criado um abismo entre eles, um silêncio que clamava por respostas que talvez nunca chegassem.

A história de Mariana é uma dolorosa lembrança de que o caminho para a recuperação é difícil e cheio de obstáculos, uma montanha-russa emocional, repleta de altos e baixos. Ela também mostra como os traumas não resolvidos e a falta de apoio emocional podem levar a uma espiral de autodestruição. Mariana lutou com todas as suas forças, mas às vezes a vida não oferece finais felizes. A força de sua família, no entanto, serve como um farol de esperança, mostrando que sempre haverá aqueles que nos amam e estão dispostos a lutar por nós. Mas, embora a presença da família fosse um suporte essencial, a verdade inegável era que a maior parte dessa jornada dependia dela. Mariana enfrentava seus demônios internos, e a luta que travava não poderia ser vencida apenas com o amor e o apoio dos outros. Era um caminho solitário, repleto de autodescoberta, que exigia coragem e vontade de mudar.

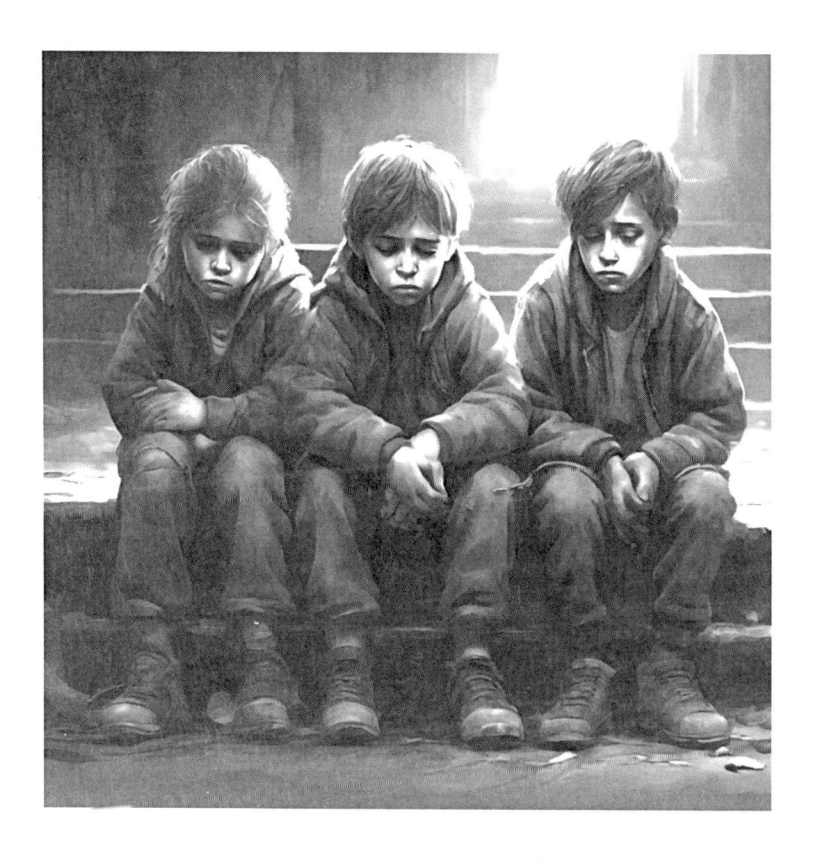

O abandono parental devido ao uso de drogas é uma questão complexa e preocupante que afeta muitas famílias ao redor do mundo.

Impacto no desenvolvimento infantil: Crianças cujos pais abusam de substâncias frequentemente enfrentam desafios significativos, incluindo problemas emocionais, comportamentais e acadêmicos. Eles podem sofrer negligência, abuso físico ou psicológico, e instabilidade doméstica.

Prevalência: Estudos mostram que o abuso de substâncias é um fator significativo de risco para o abandono parental. A prevalência exata pode variar conforme o local e a metodologia dos estudos, mas é amplamente reconhecido que pais que abusam de drogas têm maior probabilidade de não fornecer um ambiente estável e seguro para seus filhos.

Efeitos de longo prazo: As crianças que experienciam abandono parental devido ao abuso de drogas podem enfrentar problemas de saúde mental e física ao longo da vida, incluindo depressão, ansiedade e dificuldades de relacionamento. Além disso, há um risco aumentado de desenvolver problemas de abuso de substâncias na vida adulta.

Intervenção e suporte: Programas de intervenção precoce e apoio para pais com problemas de abuso de substâncias são cruciais para reduzir o impacto do abandono parental. Esses programas frequentemente envolvem tratamento para a dependência, suporte psicológico e serviços sociais para ajudar a manter as famílias unidas sempre que possível.

Dados estatísticos: Em alguns países, pesquisas indicam que uma porcentagem significativa de crianças em sistemas de acolhimento tem pais que lutam com o abuso de substâncias.

Estudos e pesquisas fornecem informações úteis sobre o risco aumentado de chance de uma criança usar drogas devido ao histórico de uso de drogas pelos pais.

Fatores genéticos e biológicos: A predisposição genética pode influenciar a probabilidade de abuso de substâncias. Crianças com pais que têm histórico de dependência química podem ter predisposição genética para a dependência, embora isso não garanta que elas seguirão o mesmo caminho.

Ambiente familiar e modelagem de comportamento: Crianças aprendem comportamentos e normas sociais observando os pais. Se os pais usam drogas, os filhos podem perceber o uso de substâncias como normal ou aceitável. Isso pode aumentar a probabilidade de que eles também usem drogas no futuro.

Estresse e negligência: O ambiente instável e estressante associado ao uso de drogas por parte dos pais pode contribuir para o desenvolvimento de problemas emocionais e comportamentais nas crianças. Isso pode aumentar o risco de uso de substâncias como forma de lidar com estresse ou dor.

Fatores sociais e psicológicos: Além do exemplo dos pais, outros fatores, como a presença de amigos que usam drogas, problemas de saúde mental e falta de apoio social também podem influenciar o comportamento das crianças em relação ao uso de substâncias.

Estudos e estatísticas: Pesquisas mostram que filhos de pais com histórico de uso de drogas têm maior probabilidade de experimentar e usar substâncias, mas o risco exato pode variar. Por exemplo, um estudo publicado no *Journal of Studies on Alcohol and Drugs* encontrou que filhos de pais com problemas de abuso de substâncias têm risco significativamente maior de também desenvolver problemas com drogas.

Intervenções e prevenção: Programas de prevenção e suporte que abordam tanto a dependência dos pais quanto a educação e o apoio às crianças podem ajudar a reduzir o risco. Intervenções precoces, programas de apoio familiar e tratamento para dependência química são essenciais para mitigar esses riscos.

É importante lembrar que, embora o histórico dos pais possa aumentar o risco, ele não determina inevitavelmente o futuro de uma criança. Muitos fatores influenciam o desenvolvimento e o comportamento, e o suporte adequado pode fazer grande diferença.

Parte 2
Lucas

INFÂNCIA FELIZ E FAMÍLIA AMOROSA

Lucas era um menino como muitos outros. Criado em família amorosa, ele vivia uma vida estável e cheia de carinho. Seus pais, Maria e João, sempre foram presentes e dedicados, enquanto sua irmã caçula, Júlia, quatro anos mais nova, era sua companheira de brincadeiras e confidências. A vida deles, apesar de simples, era repleta de momentos felizes e laços fortes. Moravam em uma casa modesta, mas aconchegante, em um bairro tranquilo onde todos se conheciam.

A infância de Lucas foi marcada por muitas aventuras e aprendizados. Ele e Júlia passavam horas brincando no quintal, correndo atrás das galinhas e se escondendo entre as árvores. Eles tinham um cachorro chamado Max, que era seu fiel companheiro de travessuras. Maria e João, embora não tivessem muito dinheiro, faziam de tudo para que nada faltasse aos filhos. Eles incentivavam Lucas a estudar e a sonhar alto, sempre apoiando suas decisões e lhe dando conselhos valiosos. João trabalhava em uma oficina mecânica, e Maria fazia pequenos serviços para ajudar nas despesas. Nas noites de verão, a família se reunia na varanda, onde contavam histórias, riam e planejavam o futuro. Lucas sempre sentia o amor e o apoio incondicional de seus pais, o que o fazia acreditar que poderia alcançar qualquer coisa que desejasse. As refeições eram momentos sagrados de união, com Maria preparando pratos simples, mas saborosos, que sempre enchiam a casa de um aroma reconfortante.

RELAÇÃO COM OS PAIS E AVÓS

Lucas tinha uma relação especial com os pais e os avós. João era um pai rígido, mas justo, e ensinava Lucas sobre responsabilidade e ética no trabalho. Nas tardes livres, Lucas acompanhava o pai na oficina, aprendendo sobre mecânica e sobre a importância de um trabalho honesto. João sempre dizia: "O trabalho dignifica o homem, filho. E sempre farei o possível para te ensinar a ser digno." Essas palavras ecoavam na mente de Lucas enquanto ele ajudava a trocar o óleo dos carros ou consertar uma peça.

Maria, por sua vez, era o coração da casa, sempre pronta para oferecer carinho e apoio. Ela transmitia a Lucas e Júlia valores de compaixão e empatia, ensinando-os a tratar todos com respeito e a importância de ajudar o próximo. Maria sempre tinha um sorriso encorajador e estava lá para secar as lágrimas e oferecer um abraço apertado nos momentos difíceis.

Os avós de Lucas também desempenhavam papel importante em sua vida. Nos fins de semana, a família visitava a casa dos avós, onde Lucas ouvia histórias sobre o passado e aprendia lições de vida. A avó sempre tinha uma palavra de sabedoria, enquanto o avô contava histórias de seus próprios desafios e vitórias. "A vida é feita de batalhas, meu neto. Mas com coragem e fé, você pode vencer todas elas", dizia o avô. Esses momentos reforçavam os laços familiares e ajudavam Lucas a se sentir seguro e amado. Ele apreciava a simplicidade e a profundidade das lições transmitidas pelos avós, que lhe davam um senso de identidade e pertencimento.

AMOR PELA IRMÃ

Lucas e Júlia eram inseparáveis. Ele sempre a protegia nas brincadeiras e a ajudava com os deveres da escola. Júlia, por sua vez, adorava o irmão mais velho e o seguia por toda parte. Eles compartilhavam segredos, risadas e até algumas pequenas travessuras. Lucas sentia um amor profundo por sua irmã e uma responsabilidade enorme em ser um bom exemplo para ela. Ele a ensinava a andar de bicicleta, a nadar e a entender as lições da escola. Quando Júlia tinha pesadelos à noite, Lucas era quem a confortava, dizendo que sempre estaria lá para protegê-la.

Essa relação fraterna era um alicerce importante na vida de Lucas. Ele sabia que Júlia o olhava com admiração e carinho, e isso o fazia querer ser uma pessoa melhor. Mesmo quando as coisas começaram a desandar na adolescência, a lembrança do sorriso de Júlia e do amor incondicional de seus pais sempre estava em sua mente, como âncora em meio à tempestade.

ADOLESCÊNCIA E NOVOS HORIZONTES

Ao entrar na adolescência, Lucas começou a explorar novos horizontes. A escola trazia novas amizades e experiências; a curiosidade e o desejo de se enturmar o levaram a frequentar mais festas. No início, eram eventos inocentes, cheios de música e risadas. As festas representavam um espaço onde Lucas podia se sentir mais independente e experimentar novas sensações. Ele adorava a sensação de liberdade que aquelas noites proporcionavam.

Porém, com o tempo, as festas começaram a ter outro significado. Ele conheceu um grupo de amigos mais velhos que tinham hábitos diferentes e que o introduziram a um mundo novo e sedutor. Esses novos amigos pareciam ter uma vida emocionante e sem regras, algo que Lucas achava fascinante. Eles eram populares, confiantes e sempre pareciam estar se divertindo. Lucas queria fazer parte daquele círculo e ser aceito por eles.

PRIMEIROS CONTATOS COM DROGAS

Lucas começou experimentando álcool e maconha, incentivado pelos amigos, que diziam que era algo normal e sem consequências. No início, ele só usava essas substâncias nas festas, acreditando que poderia controlar o uso e que nada de mal lhe aconteceria. Seus pais, embora preocupados com as saídas frequentes do filho, confiavam na responsabilidade de Lucas e acreditavam que ele estava apenas aproveitando sua juventude.

A falsa sensação de pertencimento e euforia que o álcool e a maconha proporcionavam começou a afastá-lo cada vez mais dos valores que aprendeu em casa. Ele se sentia parte de um grupo, importante e aceito. As substâncias ajudavam a aliviar as inseguranças típicas da adolescência e a sensação de inadequação que às vezes sentia.

A RELAÇÃO COM A ESCOLA

Lucas nunca gostou tanto da escola, mas fazia o necessário para passar de ano. Ele acreditava que poderia deixar para pensar no futuro mais pra frente. Seus pais sempre o incentivavam a estudar, mas ele preferia as atividades práticas, como ajudar na oficina do pai, do que ficar sentado em uma sala de aula. A escola, para Lucas, era apenas uma obrigação chata que ele tinha que cumprir.

Com o tempo, a influência dos novos amigos e o uso de drogas começaram a impactar seu desempenho escolar. Lucas começou a faltar às aulas e a chegar atrasado. Notas baixas e faltas constantes começaram a preocupar os professores, que alertaram Maria e João. Seus pais tentavam conversar com ele, mas Lucas sempre dava desculpas e minimizava a situação, dizendo que estava tudo sob controle.

A ESCALADA DO VÍCIO

O que começou com pequenas doses de álcool e algumas tragadas de maconha evoluiu rapidamente. Lucas começou a faltar nas aulas e a chegar tarde em casa. Seu desempenho escolar caiu, e ele se distanciou da família. Aos poucos, ele se viu preso em um círculo vicioso. Toda a mesada que recebia de seu trabalho na oficina do pai era gasta em drogas. Quando a maconha e o álcool já não eram suficientes, ele passou a usar cocaína.

A cocaína oferecia uma euforia mais intensa e rápida, mas também exigia doses maiores e mais frequentes para manter os efeitos. Lucas começou a gastar mais dinheiro do que tinha e a entrar em dívidas com os amigos. Ele se sentia cada vez mais isolado e desesperado, mas não conseguia parar.

CONSEQUÊNCIAS E PREOCUPAÇÕES FAMILIARES

Lucas começou a vender seus pertences para conseguir dinheiro. Primeiro foram os *videogames*, depois o celular, e até roupas e sapatos começaram a desaparecer. O comportamento de Lucas mudou drasticamente. Ele se tornou agressivo, isolado e mentiroso. Seus pais, desesperados, tentaram de tudo para ajudá-lo, mas ele sempre negava que tinha algum problema. Lucas podia sentir a distância entre ele e sua família se criando. Ele nunca quis machucá-los, mas não sabia como parar ou como pedir ajuda.

Maria e João, em desespero, começaram a investigar mais a fundo. Eles encontraram evidências do uso de drogas no quarto de Lucas e confrontaram o filho. A princípio, Lucas negou tudo, mas ao ver a dor nos olhos de seus pais, acabou confessando. O choque foi imenso, mas eles sabiam que precisavam ajudar Lucas a sair daquela situação e com muito esforço Maria e João conseguiram convencer Lucas a iniciar um tratamento.

A LUTA PELA RECUPERAÇÃO E OS ALTOS E BAIXOS

Nos dois anos que se seguiram após a descoberta do vício de Lucas, ele e sua família passaram por uma montanha-russa de emoções e desafios. Apesar de iniciar um tratamento, Lucas enfrentava altos e baixos constantes. Havia períodos em que ele conseguia se manter longe das drogas, mostrando sinais de melhora, mas logo recaía, sendo atraído de volta pelos velhos hábitos e pelo círculo de amizades negativas.

FORMAÇÃO E DECISÕES SOBRE O FUTURO

No meio desse turbulento período, Lucas conseguiu se formar no Ensino Médio. Seus pais, Maria e João, tinham a esperança de que a formatura marcasse um novo começo para ele. Eles o incentivaram a considerar a faculdade, acreditando que uma nova rotina e novos desafios poderiam ajudá-lo a se afastar das drogas. No entanto, Lucas decidiu não seguir para a faculdade, optando por ficar trabalhando na oficina do pai.

Trabalhar na oficina oferecia uma sensação de familiaridade e segurança para Lucas. Ele acreditava que, ao manter-se ocupado com o trabalho manual poderia controlar melhor sua situação. Para João, ter Lucas ao seu lado no trabalho era um alívio, pois ele podia mantê-lo mais próximo e tentar monitorar seu comportamento.

RELAÇÃO COM OS PAIS

A relação de Lucas com seus pais mudou significativamente durante esses dois anos. Maria e João se esforçavam para entendê-lo e apoiar sua recuperação. Eles acreditavam nas palavras de Lucas quando ele dizia que estava tudo bem e que conseguia controlar a situação. Ele parecia estar melhorando, demonstrando mais responsabilidade no trabalho e evitando grandes conflitos em casa.

No entanto, a confiança nunca foi completamente restaurada. Maria e João viviam em estado constante de preocupação e vigilância, sempre atentos a sinais de recaída. Eles queriam acreditar no filho, mas o medo de um novo colapso estava sempre presente.

RELAÇÃO COM A IRMÃ

Enquanto a relação de Lucas com seus pais mostrava sinais de melhora, sua conexão com Júlia sofreu uma ruptura profunda. Quando Lucas tinha 18 anos e Júlia 14, ela já entendia cada vez mais a gravidade da situação. Júlia conseguia enxergar por trás das mentiras e desculpas de Lucas, percebendo que ele não estava tão bem quanto dizia.

A percepção de Júlia sobre a realidade de Lucas a afastou dele. Ela sentia que o irmão que conhecia e admirava não existia mais. Lucas, por sua vez, sentia vergonha e frustração por não conseguir recuperar o vínculo que tinha com a irmã. Ele evitava aproximar-se de Júlia, temendo seu julgamento e a dor de encarar o que havia perdido.

A DISTÂNCIA CRESCENTE

A distância entre Lucas e Júlia só aumentava. Ambos sentiam falta um do outro, mas a barreira emocional criada pelo vício e pela desconfiança era difícil de superar. Júlia, que antes via Lucas como um herói, agora se sentia traída e desamparada. Ela queria o irmão de volta, mas sabia que Lucas precisava se encontrar antes de poder realmente estar presente para ela novamente.

Lucas também sentia saudades dos tempos em que ele e Júlia eram inseparáveis. Ele se lembrava das risadas, das brincadeiras e dos momentos de cumplicidade. Essa saudade o assombrava, tornando ainda mais difícil lidar com a culpa e a vergonha.

O ANIVERSÁRIO DE 15 ANOS DE JÚLIA

Chegou o aniversário de 15 anos de Júlia. A família decidiu fazer uma festa simples, nada luxuosa, mas cheia de amigos e pessoas queridas. Era um momento importante, não apenas para Júlia, mas para toda a família, que via na festa uma chance de celebrar algo positivo em meio a tantas dificuldades.

Durante a festa, Lucas observava Júlia interagir com seus amigos, rindo e se divertindo. Ele estava feliz por vê-la sorrindo, mas uma cena específica chamou sua atenção e o deixou em estado de alerta. Júlia estava conversando com um menino que Lucas reconheceu imediatamente. Ele já havia visto aquele garoto várias vezes em festas e rodinhas de amigos que frequentava, todas cercadas de álcool e drogas.

O DESESPERO DE LUCAS

Lucas sabia que aquele garoto estava envolvido com drogas e que fazia alguma mão no tráfico. Ele tinha visto o menino usando drogas inúmeras vezes e sabia que ele não era uma boa influência. O pânico tomou conta de Lucas ao vê-lo conversando com sua irmã caçula. Ele queria alertá-la, até mesmo proibi-la de falar ou chegar perto daquele garoto, mas sabia que não tinha esse direito.

Lucas sentia que não tinha moral para falar sobre o assunto. Como poderia advertir sua irmã sobre os perigos das drogas se ele mesmo ainda frequentava o mesmo círculo e lutava contra seu próprio vício? Era impossível para Lucas avisar Júlia e seus pais sobre quem aquele menino realmente era sem expor suas próprias recaídas e o fato de que ainda estava envolvido com aquele mundo.

Lucas se viu em situação desesperadora. Ele queria proteger sua irmã, mas sentia-se impotente e envergonhado. Decidiu afastar-se da festa por alguns momentos, tentando pensar em uma solução. A sensação de fracasso e culpa era esmagadora.

O PESO DAS PREOCUPAÇÕES

A mente de Lucas era um turbilhão de emoções e pensamentos. Cada vez que Júlia saía de casa, uma onda de ansiedade o invadia. Ele se via preso em um círculo de desconfiança, lembrando-se das mentiras que contara sobre suas próprias saídas e os perigos que ele mesmo havia enfrentado. Quando ela dizia que ia dormir na casa de uma amiga, uma voz interna o alertava que ela poderia estar escondendo a verdade, assim como ele fazia. Essa paranoia o consumia, e a ideia de que Júlia poderia estar seguindo um caminho semelhante ao seu o deixava em pânico.

Lucas começou a evitar os lugares que costumava frequentar, pois a possibilidade de encontrar Júlia ali o aterrorizava. Ele não sabia como reagir se visse a irmã em um ambiente cercado por drogas e vícios. A imagem de Júlia caindo do mesmo penhasco que ele o assombrava, e ele se perguntava como poderia estar tão cego a ponto de não perceber que estava pendurado na mesma corda que quase o levara à ruína.

O CÍRCULO VICIOSO

Essa pressão constante e o medo de perder Júlia tornaram-se gatilhos para Lucas. A luta interna entre seu desejo de proteger a irmã e o impulso de usar drogas para escapar da realidade o deixava exausto. Ele estava preso em um círculo vicioso, onde cada preocupação o levava mais fundo em sua própria dor.

Porém, em meio a esse desespero, algo mudou. Pela primeira vez, Lucas sentiu a necessidade de se abrir. Ele decidiu que precisava conversar com alguém, e a primeira pessoa que lhe veio à mente foi Júlia. Em um momento de coragem, ele a chamou para conversar, ciente de que seria uma conversa difícil, mas necessária.

A CONVERSA TRANSFORMADORA

Quando se encontraram, a tensão era palpável. Lucas começou a falar sobre seus medos, suas inseguranças e a dor que sentia ao ver Júlia se afastar. Ambos choraram juntos, compartilhando a tristeza e a frustração que os separava. Júlia, apesar de desconfiar em partes, sentia-se traída pelo irmão, mas a empatia e o amor que ainda existiam entre eles permitiram que conseguissem encontrar um caminho juntos.

Lucas fez a escolha de tentar um novo tratamento, um que fosse mais intenso e focado na honestidade. Ele sabia que precisava ser verdadeiro consigo mesmo e com sua família. O momento de contar a verdade para seus pais não foi fácil. Ao revelar sua decisão, Lucas viu a tristeza e a dor nos rostos de Maria e João. Seu pai, que sempre fora uma figura forte, chorou pela primeira vez em muito tempo, e a cena partiu o coração de Lucas.

Mas foi o olhar de Maria que mais o atingiu. A mulher que lhe dera a vida, que sempre o amara incondicionalmente, agora olhava para ele com dor e decepção. A culpa e a vergonha inundaram Lucas, e ele desejou ter sido diferente, ter tomado melhores decisões. Lucas expressou seu desejo de se reconectar com eles, de reparar os danos que suas escolhas haviam causado e de construir um futuro mais saudável.

O IMPACTO NO RELACIONAMENTO COM JÚLIA

A relação de Lucas com Júlia também começou a se transformar. Compreendendo que a irmã era uma parte fundamental de sua vida e de sua recuperação, ele a incluía em seu processo. Ele a convidou para algumas sessões de terapia de grupo, onde puderam compartilhar suas experiências e fortalecer os laços que, por tanto tempo, haviam sido abalados pela desconfiança e pelo medo.

Júlia, por sua vez, também começou a trabalhar em suas próprias inseguranças. Ela percebeu que precisava se cuidar e fortalecer sua própria saúde mental. A conexão entre os irmãos se aprofundou, e juntos enfrentaram os desafios que surgiram. Eles se tornaram um suporte um para o outro, criando um espaço seguro onde podiam expressar seus sentimentos, medos e conquistas.

A LUTA DIÁRIA

No entanto, a luta de Lucas não estava isenta de recaídas. Ele enfrentou dias difíceis, momentos em que a vontade de usar parecia insuportável. O desejo de escapar da dor e da pressão da vida se tornava uma tentação constante. Mas ele aprendeu a usar as ferramentas que estava adquirindo no tratamento: a meditação, a escrita e a comunicação aberta com Júlia e seus pais. Cada vez que sentia a pressão aumentar, ele se lembrava do olhar de sua mãe, da dor que havia causado e do amor incondicional que ainda existia.

O PAPEL DA ESPERANÇA

Com o tempo, Lucas começou a perceber que a esperança era uma força poderosa. Ele começou a ter visões de um futuro diferente, onde poderia ser um irmão, um filho e uma pessoa mais saudável. A cada pequeno passo que dava, sentia que estava se afastando do penhasco em que havia estado por tanto tempo.

A relação com seus pais também começou a se curar. Maria e João, ao verem o esforço do filho, começaram a se abrir também, compartilhando suas preocupações e emoções. Juntos, a família começou a construir um novo entendimento, aprendendo a se apoiar mutuamente e a lidar com as dificuldades de forma mais saudável.

UM NOVO COMEÇO

Eventualmente, Lucas percebeu que sua jornada não era apenas sobre a recuperação de um vício, mas sobre redescobrir quem ele era. Ele começou a se envolver em atividades que lhe davam prazer, como a pintura e a música, expressando suas emoções de formas novas e criativas.

A vida de Lucas e Júlia começou a se transformar. Eles se tornaram não apenas irmãos, mas amigos e aliados na luta pela felicidade e pela saúde mental. O amor que havia entre eles se fortaleceu, e juntos eles aprenderam a enfrentar os desafios da vida com coragem e resiliência.

O IMPACTO DO NOVO ESTILO DE VIDA

À medida que Lucas avançava em sua jornada de recuperação, ele começou a perceber as mudanças não apenas em sua vida pessoal, mas também em sua saúde física e mental. Ele se dedicou a uma rotina de exercícios e alimentação saudável, o que não apenas melhorou seu bem-estar físico, mas também aumentou sua autoestima. O simples ato de cuidar de si mesmo o fez sentir-se mais forte e mais capaz de enfrentar os desafios.

CONECTANDO-SE COM A COMUNIDADE

Além de se concentrar em sua recuperação, Lucas começou a se envolver ativamente na comunidade local. Ele se tornou voluntário em um abrigo que ajudava pessoas em situação de rua, onde poderia compartilhar sua história e inspirar outros. A conexão com aqueles que enfrentavam dificuldades semelhantes trouxe um novo sentido de propósito à sua vida. Ele percebeu que, ao ajudar os outros, também estava ajudando a si mesmo.

Júlia, por sua vez, começou a se interessar por causas relacionadas à saúde mental e ao apoio a jovens em recuperação. Juntos, eles organizaram eventos de arrecadação de fundos para apoiar instituições que oferecem tratamento e recursos para pessoas lutando contra vícios. O trabalho em equipe fortaleceu ainda mais o laço entre os irmãos, e eles se tornaram um poderoso exemplo de resiliência e esperança para aqueles ao seu redor.

DESAFIOS E RECAÍDAS

Apesar de todos os avanços, Lucas ainda enfrentava desafios. Em algumas semanas, ele sentia a tentação mais forte, especialmente em momentos de estresse ou tristeza. Ele aprendeu a identificar os gatilhos que o levavam a pensar em recaídas e, com a ajuda da terapia, desenvolveu estratégias para lidar com esses sentimentos. Em vez de se isolar, ele começou a se abrir mais com Júlia e seus amigos sobre o que estava passando.

Certa noite, após um dia difícil, Lucas se sentiu sobrecarregado e, por um momento, considerou voltar a usar substâncias. Em vez de agir impulsivamente, ele decidiu ligar para Júlia. A conversa foi um divisor de águas; ela o ouviu sem julgamentos, oferecendo apoio e amor incondicional. Juntos, eles conversaram sobre seus sentimentos, e Lucas percebeu que tinha feito progresso. Ele não estava mais sozinho em sua luta.

A REDEFINIÇÃO DOS RELACIONAMENTOS

Com o tempo, Lucas começou a reconstruir seus relacionamentos com outras pessoas. Ele se reconectou com antigos amigos e fez novos, todos compartilhando interesses e valores semelhantes. As interações se tornaram mais significativas, e Lucas percebeu que havia um mundo de pessoas que se preocupavam com ele e estavam dispostas a apoiá-lo.

Essa nova rede de apoio ajudou Lucas a se sentir mais seguro e confiante. Ele começou a participar de atividades sociais, como grupos de leitura e encontros artísticos, onde podia expressar sua criatividade e se distrair de forma saudável.

A história de Lucas é um poderoso lembrete de que a dependência química não é sempre o resultado de um lar desestabilizado ou da falta de apoio familiar. Muitas vezes, a sociedade tende a simplificar a questão da dependência, atribuindo a culpa exclusivamente ao ambiente em que a pessoa cresceu. No entanto, a realidade é muito mais complexa e multifacetada.

Lucas veio de uma família amorosa e estável. Seus pais sempre o apoiaram em suas escolhas e estavam presentes em sua vida. Eles lhe proporcionaram uma educação sólida e valores que promoviam a empatia e o respeito. No entanto, mesmo em um ambiente assim, Lucas se viu lutando contra a dependência química. Essa luta não foi uma falha de sua família, mas uma manifestação de uma doença que pode afetar qualquer pessoa, independentemente de suas circunstâncias familiares.

A dependência química é reconhecida como uma doença crônica que altera o funcionamento do cérebro, afetando a maneira como uma pessoa percebe e reage a estímulos. Assim como outras condições de saúde, como diabetes ou hipertensão, a dependência não é resultado de uma escolha consciente ou de uma fraqueza de caráter. É uma condição médica que pode surgir por uma combinação de fatores genéticos, biológicos, psicológicos e sociais.

A história de Lucas ilustra que a dependência pode afetar indivíduos de todas as origens, e que, mesmo em lares amorosos, a luta contra essa doença pode ser real e desafiadora. Ele experimentou pressões sociais, expectativas e a busca por aceitação, o que o levou a buscar alívio temporário nas substâncias. Essa busca por escapismo não é incomum e não deve ser vista como uma falha moral, mas como sintoma de uma luta interna.

É importante destacar que a culpa não deve ser colocada sobre a família. Muitas vezes, os familiares são os primeiros a sofrer as consequências da dependência de um ente querido, sentindo-se impotentes e confusos. Eles podem ter feito tudo certo, mas a dependência ainda assim pode instalar-se. A responsabilidade pela doença não recai sobre os familiares, mas sim sobre a complexidade da condição e os desafios que ela apresenta.

Além disso, a história de Lucas mostra que é possível fazer escolhas que ajudam a evitar a dependência. Ele aprendeu a lidar com suas emoções e a buscar apoio em vez de recorrer a substâncias. Ao se conectar com a arte, a natureza e sua comunidade, Lucas encontrou maneiras saudáveis de expressar suas lutas e emoções. Ele teve a coragem de confrontar seus desafios e buscar ajuda profissional, mostrando que a recuperação é um caminho que pode ser escolhido.

A mensagem central é que a dependência química é uma doença que pode ser enfrentada e superada. A história de Lucas serve como um testemunho de que, independentemente das circunstâncias, é possível escolher um caminho de recuperação e autodescoberta. Com o apoio adequado e a conscientização sobre a natureza da dependência, as pessoas podem encontrar esperança e resiliência, independentemente de suas origens familiares.

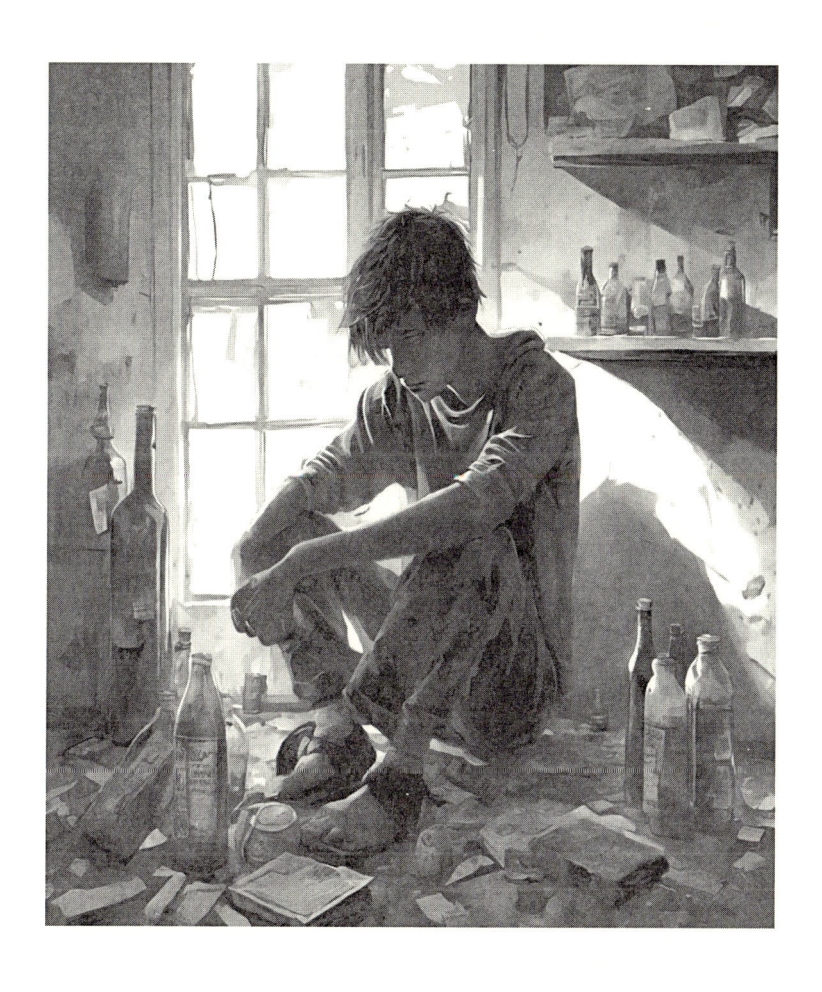

Lucas se tornou um defensor dessa mensagem, enfatizando que a saúde mental e a recuperação devem ser abordadas com compaixão e compreensão. Ele acreditava que, ao desmistificar a dependência e promover a educação sobre a doença, mais pessoas poderiam encontrar o apoio de que precisam e, assim, quebrar o ciclo da dependência.

A DEPENDÊNCIA QUÍMICA NA ADOLESCÊNCIA PODE TER VÁRIAS CONSEQUÊNCIAS SÉRIAS E DE LONGO PRAZO, AFETANDO DIVERSAS ÁREAS DA VIDA DOS JOVENS:

1. Impactos físicos

Desenvolvimento prejudicado: O uso de drogas pode interferir no desenvolvimento físico e neurológico dos adolescentes, afetando o crescimento, o funcionamento cerebral e a saúde geral.

Problemas de saúde: O uso de substâncias pode causar uma série de problemas de saúde, incluindo doenças respiratórias, cardiovasculares, problemas no fígado e no sistema imunológico. O uso de drogas injetáveis também aumenta o risco de infecções e doenças transmissíveis.

2. Impactos cognitivos e acadêmicos

Dificuldades cognitivas: O uso de drogas pode prejudicar a memória, a concentração e a capacidade de tomada de decisões, o que afeta negativamente o desempenho acadêmico e a capacidade de aprendizado.

Evasão escolar: Adolescentes com dependência química têm maior probabilidade de faltar à escola, ter um desempenho acadêmico ruim e, em casos extremos, abandonar os estudos.

3. Impactos psicológicos e emocionais

Problemas de saúde mental: A dependência química está frequentemente associada a transtornos mentais como depressão, ansiedade e transtornos de humor. O uso de drogas pode agravar esses problemas ou ser usado como forma de automedicação.

Dificuldades de relacionamento: A dependência pode prejudicar as relações interpessoais, levando a conflitos familiares, problemas com amigos e isolamento social.

4. Impactos sociais e comportamentais

Comportamento de risco: Adolescentes com dependência química podem se envolver em comportamentos de risco, como comportamento sexual desprotegido, crimes e acidentes.

Problemas legais: O uso de substâncias pode levar a problemas legais, incluindo detenção e confronto com o sistema de justiça.

5. Impactos no futuro

Prognóstico de vida adulta: A dependência química na adolescência está associada a um risco maior de problemas de dependência na vida adulta, bem como a problemas de emprego, relacionamentos e saúde.

6. Impacto familiar

Estresse familiar: A dependência química de um adolescente pode causar estresse significativo na família, afetando a dinâmica familiar e a saúde emocional dos pais e irmãos.

Prevenção e intervenção

A intervenção precoce é crucial para tratar a dependência química na adolescência e minimizar essas consequências. Programas de tratamento e suporte para adolescentes incluem:

Terapia individual e em grupo: Para abordar questões subjacentes e desenvolver habilidades de enfrentamento.

Educação e conscientização: Sobre os riscos das drogas e estratégias de prevenção.

Apoio familiar: Para ajudar a criar um ambiente de apoio e entender a dinâmica da dependência.

A detecção e o tratamento precoces são essenciais para ajudar adolescentes a superarem a dependência e reduzirem os impactos negativos na sua vida e no seu futuro.

ESTUDO PUBLICADO PELO INSTITUTO BRASILEIRO DE GEOGRAFIA E ESTATÍSTICAS (IBGE) DIZ QUE:

A experimentação de bebida alcoólica cresceu de pouco mais de 50% em 2012 para quase 65% em 2019. O aumento foi mais intenso entre as meninas (de 55% para cerca de 70%, no mesmo período) do que entre os meninos (de 50% para aproximadamente 60%).

A experimentação ou a exposição ao uso de drogas cresceram em uma década. Foi de pouco mais de 8% em 2009 para 12% em 2019. A saúde mental dos jovens em 2019 – portanto, antes do isolamento social – já era considerada preocupante, sobretudo entre as meninas. Pelo menos 45% delas (contra pouco mais de 22% deles) relataram a sensação de solidão. Mais grave ainda, quase 35% delas (contra 15% deles) disseram sentir que a "vida não vale a pena".

Parte 3
Clara

O AMOR DE MÃE

Clara sempre foi uma mãe dedicada. Desde o nascimento de Sofia, sua vida se encheu de amor e carinho. Sofia era sua alegria, uma criança iluminada que trazia risos e sorrisos a todos ao seu redor. Desde cedo, Clara fez de tudo para proporcionar a melhor vida possível para sua filha. As noites em claro cuidando de Sofia doente, as histórias lidas antes de dormir e as brincadeiras no parque eram momentos que Clara valorizava profundamente. Cada abraço e cada risada compartilhada eram tesouros que ela guardava no coração.

Quando Clara conheceu Miguel, sua vida tomou novo rumo. Miguel era um homem bondoso e atencioso que, desde o início, demonstrou um amor genuíno por Sofia. Ao se casar com Clara, Miguel assumiu o papel de pai com naturalidade e carinho. Juntos, formaram uma família que, aos olhos de todos, era perfeita. A estabilidade emocional e financeira que Miguel trouxe para a vida de Clara e Sofia permitiu que elas se sentissem seguras e amadas. Clara se lembrava com alegria das tardes que passavam juntas, fazendo artesanato ou cozinhando, momentos que pareciam eternos.

A REVOLTA DA ADOLESCÊNCIA

À medida que Sofia crescia, a infância cheia de amor começou a dar lugar à rebeldia típica da adolescência. Aos 14 anos, Sofia começou a se distanciar da mãe, frequentando festas e círculos que não eram bons para ela. Clara, sempre preocupada com a segurança da filha, tentou protegê-la de todas as formas possíveis, mas a abordagem de superproteção apenas alimentou a revolta de Sofia. As discussões tornaram-se frequentes, com Clara impondo regras rígidas e Sofia contestando cada uma delas, desafiando a autoridade da mãe com uma ferocidade que Clara nunca imaginou que veria.

Miguel tentou atuar como mediador, mas sua presença, por vezes, apenas intensificava os conflitos. Sofia sentia que Miguel, apesar de bem-intencionado, não podia entender completamente suas frustrações e anseios de adolescente. O que antes fora um lar seguro e acolhedor agora se tornava um campo de batalha emocional, onde palavras cortantes eram trocadas e lágrimas derramadas. Clara, com o coração apertado, buscava formas de se reaproximar de Sofia, mas a cada tentativa frustrada, a distância entre elas parecia crescer ainda mais. O amor que antes unia mãe e filha agora se transformava em uma luta constante, onde o diálogo era substituído por gritos e silêncios pesados.

A QUEDA DAS AMIZADES

Sofia, mesmo enfrentando problemas emocionais, continuava se destacando na escola. Ela era inteligente, divertida e sempre cercada de amigos. No entanto, suas escolhas começaram a afetar essas amizades. Brigas constantes com outras meninas, muitas vezes por motivos banais, e a aproximação de pessoas que não tinham uma boa influência começaram a isolar Sofia. As amizades que antes eram um suporte emocional começaram a se desvanecer, e as palavras de apoio se tornaram críticas dolorosas. Sofia passou a sentir que não pertencia a nenhum grupo, aumentando sua sensação de solidão e incompreensão.

Clara observava com preocupação o isolamento progressivo de Sofia. A menina que antes era o centro das atenções e irradiava felicidade agora parecia triste e distante. A imagem de sua filha, uma jovem cheia de vida e sonhos, foi substituída por uma sombra que vagava por casa. Clara tentava dialogar, entender o que se passava na cabeça da filha, mas Sofia se fechava cada vez mais, criando uma barreira quase intransponível. A dor de ver sua filha se afastar era insuportável, e Clara se sentia impotente, sem saber como ajudar Sofia a reencontrar seu caminho.

Conforme a rebeldia de Sofia aumentava, mais pessoas se afastavam dela. Amigos verdadeiros tentavam intervir, oferecendo apoio e aconselhamento, mas suas tentativas eram frequentemente desprezadas por Sofia, que se sentia incompreendida e resistente a qualquer forma de ajuda. A relação com os colegas, antes vibrante e cheia de risadas, agora se tornava um campo minado de desentendimentos e mágoas. Clara se via em uma batalha contra o tempo, desejando recuperar a filha que uma vez foi tão próxima e amorosa.

O CAMINHO DA FACULDADE

Apesar de todos os desafios, Sofia conseguiu entrar na faculdade de Medicina Veterinária, um sonho que a fazia brilhar. Desde pequena, ela amava animais, especialmente cachorros, e a perspectiva de trabalhar com eles enchia seu coração de alegria. Clara sentia orgulho imenso ao ver a filha iniciar essa jornada, acreditando que a faculdade poderia trazer a estabilidade e responsabilidade que Sofia tanto precisava. No entanto, Clara também sentia uma pontada de preocupação, pois sabia que o ambiente universitário poderia ser um misto de oportunidades e tentações.

Na universidade, Sofia se destacava não apenas por sua inteligência, mas também por sua beleza e carisma. Ela rapidamente fez novos amigos e tornou-se uma figura popular entre os colegas. No entanto, os velhos hábitos de festas, bebidas e drogas ainda a cercavam. Apesar do brilho nos olhos ao falar sobre os estudos e os animais, Sofia não conseguia se desvincular completamente do mundo que havia se tornado uma parte significativa de sua vida. Clara, embora alheia à verdadeira extensão das festas e do envolvimento de Sofia com drogas, percebia que algo ainda não estava completamente certo. Ela tentava conversar com a filha, mas Sofia, agora adulta, sabia como esconder seus problemas e minimizar as preocupações da mãe.

Para Clara, a entrada de Sofia na faculdade era um sinal de que as coisas estavam finalmente melhorando, mas a realidade era mais complexa. Enquanto Clara celebrava cada conquista da filha, a preocupação com a saúde emocional de Sofia crescia a cada dia. A relação entre mãe e filha, que antes era marcada por amor e cumplicidade, agora vivia em estado de tensão constante, onde a comunicação se tornava cada vez mais difícil. Clara queria desesperadamente entender o que estava acontecendo com a filha, mas a barreira entre elas parecia intransponível, e a dor da perda da conexão se tornava cada vez mais dolorosa.

O RELACIONAMENTO PERIGOSO

Logo, Sofia se envolveu com novo namorado, Lucas, um traficante que a introduziu em um mundo ainda mais sombrio. Sofia, cativada pela aura de mistério e do poder de Lucas, ignorou os sinais de alerta, achando que o amor poderia redimi-la. Lucas, percebendo a beleza e o carisma de Sofia, a usava para atrair mais pessoas para seu círculo, aumentando a influência dele no *campus* universitário.

Clara, alheia à verdadeira vida da filha, acreditava que a faculdade traria estabilidade e responsabilidade. Ela notava as mudanças no comportamento de Sofia, mas atribuía isso ao estresse dos estudos. Miguel, preocupado com o comportamento cada vez mais errático da enteada, sugeriu mais de uma vez que Clara deveria investigar mais de perto, mas Clara preferia acreditar que tudo estava sob controle.

Enquanto isso, Sofia mergulhava cada vez mais fundo no relacionamento com Lucas. Ela acreditava que ele a amava de verdade e que juntos poderiam superar qualquer obstáculo. No entanto, Lucas a manipulava, controlando suas ações e isolando-a dos amigos e da família. A situação tornou-se insustentável quando Sofia começou a faltar nas aulas e a descuidar dos estudos.

O TÉRMINO E A TRILHA DE SANGUE

Após um término conturbado com Lucas, Sofia se viu presa em um novo relacionamento, desta vez com Rafael, alguém de uma facção rival. O rompimento com Lucas não foi fácil; ele não queria perder Sofia, tanto por seus sentimentos quanto por seu valor estratégico. A situação escalou para a violência, e Sofia percebeu que estava em um perigo muito maior do que imaginava.

Rafael, embora inicialmente parecesse ser um escape, rapidamente mostrou-se igualmente perigoso. A rivalidade entre as facções às quais Lucas e Rafael pertenciam colocou Sofia no centro de um conflito violento. Clara, percebendo que a filha estava lutando, mas sem ter ideia da gravidade da situação, tentava desesperadamente se aproximar de Sofia. No fundo, Clara ainda acreditava que poderia ajudar Sofia a encontrar um caminho melhor, mas a realidade estava muito além de sua compreensão.

A vida de Sofia tornou-se uma constante fuga, tentando se manter segura enquanto equilibrava os estudos e o caos de sua vida pessoal. Clara, determinada a salvar a filha, começou a notar as marcas de estresse e medo no rosto de Sofia, sem saber exatamente como ou de quem Sofia precisava ser salva.

A NOITE TRÁGICA

Certa noite, Clara sentiu um pressentimento ruim quando Sofia disse que sairia para jantar com uma amiga. Sofia garantiu à mãe que estaria de volta cedo, mas Clara não conseguia afastar a sensação de que algo estava errado. Na verdade, Sofia estava prestes a se encontrar com Lucas, seu ex-namorado, em um último esforço para resolver as questões pendentes entre eles. No fundo, Clara sentia que essa reunião poderia trazer mais problemas do que soluções.

A noite avançava, e Clara não conseguia dormir. Ela tentou ocupar a mente com tarefas domésticas e assistindo a televisão, mas o pressentimento persistia como uma sombra. O relógio marcava altas horas, e a ansiedade de Clara crescia a cada minuto. Ela se levantava frequentemente para olhar pela janela, esperando ver o carro de Sofia aparecer na calçada.

Enquanto Clara ainda lutava contra o pesadelo que a mantinha acordada, uma chamada telefônica interrompeu seu turbilhão de pensamentos. Era a polícia. A voz do oficial era fria e direta, informando que um corpo havia sido encontrado em um apartamento e que o carro de Sofia estava estacionado na frente. Clara sentiu o mundo desabar ao seu redor, e as palavras se tornaram um eco distante em sua mente.

O pressentimento que a havia atormentado durante a noite agora se concretizava em uma realidade devastadora. Clara, com o coração na mão, percebeu que sua vida nunca mais seria a mesma. A tragédia que se desenrolou naquela noite se tornaria a sombra que a acompanharia para sempre. Miguel, ao receber a mesma notícia, voltou imediatamente para casa. Juntos, eles foram até o local indicado. As sirenes da polícia e a fita de isolamento eram sinais claros de que algo terrível havia acontecido.

O RECONHECIMENTO DA PERDA

A dor de Clara foi insuportável. Ao chegar ao Instituto Médico Legal (IML), ela enfrentou o momento mais angustiante de sua vida: reconhecer o corpo da filha, que havia sido brutalmente assassinada. O local tinha uma atmosfera fria e desoladora, com paredes brancas e corredores silenciosos, que pareciam ecoar os lamentos de todas as mães que já haviam passado por ali. Clara sentiu um nó na garganta e suas pernas pareciam fracas, enquanto Miguel a amparava, percebendo a gravidade da situação.

Os passos ecoavam no chão enquanto caminhavam até a sala de reconhecimento. Um médico legista, com expressão séria, recebeu-os e explicou calmamente o procedimento. Clara mal podia ouvir as palavras dele, perdida em seus próprios pensamentos e temores. O mundo ao seu redor parecia desvanecer, e todo o seu ser estava concentrado na expectativa do que estava por vir. Quando finalmente entrou na sala, viu o corpo de Sofia coberto por um lençol branco.

A visão foi devastadora. Clara teve que se apoiar em Miguel para não cair. O corpo de Sofia, antes cheio de vida, agora jazia inerte e sem expressão. As roupas que restavam eram fragmentos de uma vida interrompida de forma brutal. Cada contusão, cada marca, cada detalhe pareciam gritar a injustiça e a violência sofridas. A lembrança da filha vibrante e cheia de sonhos contrastava com a cena diante dela, e Clara sentiu como se seu coração estivesse sendo arrancado do peito.

As memórias de Sofia criança, correndo pelo parque e sorrindo para ela, misturavam-se com a realidade brutal diante de seus olhos. Clara tocou o rosto da filha, sentindo a frieza que contrastava com a vivacidade que uma vez ali estivera. O toque era como um choque elétrico, uma lembrança de que a vida de sua filha fora tragicamente interrompida. Ela chorou silenciosamente, cada lágrima uma expressão do amor eterno que sentia por Sofia. Miguel, ao seu lado, tentava ser forte, mas também estava profundamente abalado. Eles se abraçaram, compartilhando uma dor que palavras não poderiam descrever.

Em meio ao luto, Clara começou a perceber os pequenos detalhes que antes passavam despercebidos. O bracelete que Sofia sempre usava, com as iniciais de Clara e seu pai, estava ali, como um símbolo do amor que as unia. Ela se lembrou das noites em que as duas se deitavam juntas, contando histórias e sonhando com o futuro. Agora, tudo isso parecia tão distante, tão inatingível!

Após o reconhecimento, Clara e Miguel foram levados para uma sala separada, onde podiam sentar-se e processar o que acabaram de vivenciar. O silêncio era ensurdecedor, e Clara viu Miguel lutar contra suas próprias lágrimas, e perder. Eles não apenas perderam uma filha; perderam a alegria que ela trazia, os momentos compartilhados e os sonhos que nunca se realizariam. O que deveria ser só uma fase difícil ou complicada na vida de Sofia e seus pais acabou se tornando a pior e mais dolorosa tragédia.

Os dias seguintes se tornaram um borrão. Clara se viu presa em um círculo de dor e negação, incapaz de aceitar que Sofia não estaria mais ao seu lado. As lembranças a assombravam, e cada canto da casa parecia ecoar sua ausência. O riso que uma vez preencheu o lar agora era substituído por um silêncio opressivo. Clara se sentia como um espectro, vagando por uma vida que não parecia mais sua.

O LUTO E AS AMEAÇAS

A morte de Sofia foi vista como um resultado esperado por muitos que conheciam seu estilo de vida. Os vizinhos cochichavam, os colegas de faculdade faziam comentários baixos, insinuando que ela havia colhido as consequências de suas escolhas. Mas para Clara a realidade era insuportável. Ela se viu em um abismo de dor e desespero. Os dias tornaram-se sombrios e intermináveis. Clara se recusava a sair de casa, evitando olhares de pena e comentários maldosos.

Além da dor da perda, Clara começou a receber ameaças anônimas. Mensagens assustadoras chegavam por telefone e cartas, alertando-a para não investigar o que realmente aconteceu com sua filha. As palavras eram cheias de ódio e intimidação, tentando dissuadi-la de buscar justiça. Cada nova mensagem a deixava mais frágil, como se uma camada de medo se acumulasse sobre seu coração já despedaçado. Clara, movida pelo amor inabalável por Sofia, não podia simplesmente ignorá-las. Ela queria justiça para a filha, mas sabia que se envolver diretamente poderia colocar sua vida e a de Miguel em perigo; sentia que não poderia nem mesmo sentir seu luto e viver a pior e maior perda de sua vida.

Miguel estava preocupado com o bem-estar de Clara. Ele sabia que a dor dela era profunda e que as ameaças só aumentavam seu sofrimento. A vida de Clara desmoronou, e a depressão a consumiu. Ela se sentia paralisada pelo medo e pela dor, incapaz de encontrar um caminho para seguir em frente. As noites eram preenchidas com pesadelos, e os dias, com uma sensação de vazio e desolação. Clara não conseguia se concentrar em nada; sua mente sempre voltava à imagem do corpo de Sofia, e a incerteza sobre o que realmente acontecera aumentava seu tormento.

O apoio de Miguel era crucial nesse momento. Ele a lembrava constantemente do amor que tinham por Sofia.

A BUSCA POR AJUDA

Com o apoio de Miguel, seu marido, Clara começou a buscar ajuda. Ele, também profundamente abalado, sabia que a única forma de sobreviverem àquela tragédia seria enfrentando a dor juntos. Clara participou de grupos de apoio, onde encontrou outras mães que haviam perdido filhos de maneira trágica. Essas mulheres compreendiam sua dor de uma forma que ninguém mais conseguia. Elas choravam juntas, compartilhavam histórias e, pouco a pouco, encontravam forças umas nas outras.

Clara também começou a fazer terapia, onde tentava entender que sua vida não poderia parar, mesmo sem Sofia. A terapeuta ajudou Clara a processar seu luto, a enfrentar as memórias dolorosas e a encontrar formas de honrar a memória de Sofia sem se deixar consumir pela dor. O caminho era doloroso, mas, aos poucos, Clara começou a perceber que, embora sua filha nunca mais estivesse presente fisicamente, a vida ainda poderia ser vivida.

A LUZ NA ESCURIDÃO

Com o passar dos meses, Clara começou a entender que a dor e o luto eram partes inevitáveis de sua vida, mas não precisavam ser o único foco. Através dos grupos de apoio, conheceu outras mães que haviam perdido filhos de maneiras trágicas. Juntas, elas criaram um espaço de empatia e solidariedade, onde podiam compartilhar suas histórias e encontrar conforto umas nas outras. No entanto, por trás dessa solidariedade havia uma dor profunda que não podia ser ignorada.

A cada reunião, Clara sentia o peso da injustiça em seu peito. Sofia havia sido vítima de um sistema que falhava em proteger os mais vulneráveis, e a brutalidade da violência relacionada às drogas e ao tráfico de pessoas a consumia. A incerteza de nunca saber quem havia tirado a vida de sua filha a atormentava. Era como se uma sombra pairasse sobre sua alma, um buraco negro de perguntas sem respostas que a deixava à mercê do desespero.

As outras mães compartilhavam sentimentos semelhantes. Elas também carregavam a angústia de não ter justiça, de saber que os responsáveis por suas perdas muitas vezes escapavam impunes, escondidos nas sombras de um mundo que parecia indiferente à dor que causavam. Clara ouvia relatos de filhos que haviam sido puxados para o abismo das drogas, vítimas de um sistema que falhava em oferecer alternativas. A dor que cada uma delas sentia era amplificada pela frustração de saber que esses problemas eram, em parte, alimentados por uma sociedade que ignorava a fragilidade da vida.

Clara se via refletindo sobre os sonhos de Sofia. A filha tinha um futuro brilhante pela frente, cheia de esperanças e aspirações. Agora, tudo isso parecia tão distante, como um eco de uma vida que nunca se concretizaria. A dor da perda era profunda, mas o sentimento de impotência diante da violência a deixava ainda mais angustiada. Era como se o mundo estivesse em um ciclo vicioso, onde a vida de jovens como Sofia era desvalorizada, e suas histórias eram tragédias que se repetiam.

A dor nunca desapareceria completamente, mas ela aprendeu a conviver com ela, transformando-a em força e resiliência.

A LUZ QUE NUNCA SE APAGA

Clara entendeu que, embora Sofia não estivesse mais fisicamente presente, seu legado e sua luz continuariam a brilhar através dela. A conexão que Clara sentia com sua filha nunca se quebrou; pelo contrário, ela se tornou uma força motivadora. Com amor e determinação, Clara continua tentando seguir em frente, sabendo que sua filha sempre viveria em seu coração.

RELAÇÃO DO TRÁFICO COM OS ALTOS ÍNDICES DE HOMICÍDIOS NO PAÍS

Fórum Brasileiro de Segurança Pública

O Anuário Brasileiro de Segurança Pública de 2023 apontou que, em 2022, cerca de 47.508 homicídios foram registrados no país. Embora não seja possível determinar exatamente quantos desses homicídios estão diretamente relacionados ao tráfico de drogas, estudos indicam que uma parcela significativa está ligada à disputas entre facções criminosas e ao controle do tráfico.

Homicídios: Em 2022, o Brasil registrou 47.508 homicídios. Destes, uma parcela significativa está relacionada ao tráfico de drogas, embora o número exato não seja facilmente mensurável.

Mortes por intervenção policial: Em 2022, ocorreram 6.430 mortes decorrentes de intervenções policiais. Muitas dessas intervenções estão diretamente ligadas a operações contra o tráfico de drogas.

Monitor da violência

O Monitor da Violência, uma parceria entre o G1, o Núcleo de Estudos da Violência da USP e o Fórum Brasileiro de Segurança Pública, revela que as regiões Norte e Nordeste são as mais afetadas pela violência associada ao tráfico de drogas. Estados como Ceará, Bahia, Pará e Amazonas frequentemente registram altos índices de homicídios relacionados a disputas pelo controle do tráfico.

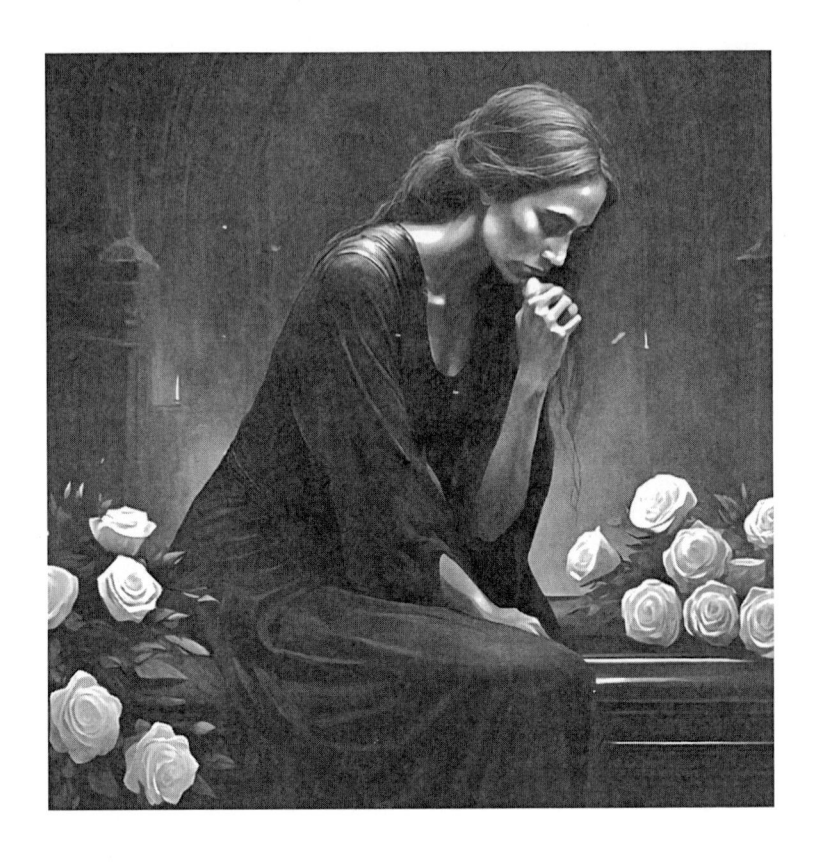

Distribuição geográfica

Região Norte: Estados como Amazonas e Pará apresentam altas taxas de homicídios, frequentemente ligados à disputas pelo controle de rotas de tráfico.

Região Nordeste: Ceará e Bahia são exemplos de estados com altos índices de homicídios relacionados ao tráfico e às facções criminosas que disputam territórios.

Cidades com maiores índices: Municípios como Fortaleza (CE), Salvador (BA) e Manaus (AM) frequentemente registram elevados números de homicídios associados ao tráfico.

Atlas da violência

Segundo o Atlas da Violência 2023, elaborado pelo Ipea (Instituto de Pesquisa Econômica Aplicada) e pelo Fórum Brasileiro de Segurança Pública, o Brasil apresenta uma taxa de homicídios de 22,3 por 100 mil habitantes. Grande parte dessas mortes está relacionada a conflitos entre grupos criminosos e ao tráfico de drogas.

Faixa etária das vítimas: Jovens entre 15 e 29 anos representam a maior parte das vítimas de homicídios no Brasil. Esta faixa etária é a mais vulnerável à violência do tráfico de drogas.

Polícia Militar e Polícia Civil

Dados de operações policiais mostram que muitas mortes ocorrem durante confrontos entre a polícia e traficantes. Em 2022, a Polícia Militar do Rio de Janeiro, por exemplo, registrou um aumento significativo nas mortes em operações contra o tráfico de drogas.

Conflitos entre facções criminosas

Facções como o Comando Vermelho (CV), o Primeiro Comando da Capital (PCC) e outras organizações criminosas menores frequentemente entram em confronto pelo controle do tráfico de drogas, resultando em altas taxas de homicídios.

Impacto das operações policiais

Operações policiais em áreas dominadas pelo tráfico de drogas frequentemente resultam em confrontos armados e mortes. Políticas de segurança pública e a militarização das favelas são temas controversos, com debates sobre a eficácia e os custos humanos dessas abordagens.

Contexto social e econômico

A pobreza, a desigualdade social e a falta de oportunidades educacionais e de emprego contribuem para o envolvimento de jovens no tráfico de drogas, perpetuando o ciclo de violência.

Essas informações oferecem uma visão mais abrangente do impacto do tráfico de drogas nas taxas de homicídios no Brasil, destacando tanto os fatores diretos quanto os contextos sociais mais amplos que contribuem para essa violência.

Parte 4
Antônio

Seu Antônio sempre foi um homem trabalhador. Nascido e criado em um pequeno vilarejo do interior, ele aprendeu desde cedo o valor do esforço e da dedicação. O vilarejo onde cresceu era simples, com ruas de terra e casas modestas, mas havia um forte senso de comunidade. As famílias se conheciam e se ajudavam mutuamente, e desde jovem Antônio entendia que o trabalho árduo era essencial para sobreviver e prosperar.

Na infância, ele ajudava o pai na lavoura, cuidando dos animais e plantando milho e feijão. Sua mãe, uma mulher de fé inabalável, ensinou-lhe a importância da honestidade e da perseverança. Aos 14 anos, Antônio começou a trabalhar em uma pequena oficina mecânica local, onde desenvolveu habilidades que seriam fundamentais para seu futuro. O dono da oficina, Seu Joaquim, tornou-se um mentor para Antônio, transmitindo-lhe não apenas conhecimentos técnicos, mas também lições valiosas sobre ética e responsabilidade.

Quando completou 20 anos, decidiu buscar melhores oportunidades na cidade grande. Mudou-se para uma cidade próxima, onde conseguiu um emprego em uma fábrica de peças automotivas. Durante anos, foi um funcionário exemplar, conhecido por sua pontualidade, dedicação e habilidade técnica. Seu comprometimento com o trabalho lhe rendeu várias promoções e o respeito de colegas e superiores. Ele formou uma família, casando-se com Dona Maria, uma professora dedicada, e juntos tiveram dois filhos.

No entanto, tudo mudou aos 40 anos, quando uma crise econômica atingiu a região e ele, como muitos outros, perdeu seu emprego. A fábrica, que antes era o pilar econômico da cidade, teve que fechar suas portas devido à falta de demanda e à concorrência internacional. A perda do emprego foi um golpe devastador para Antônio, que se orgulhava de ser o provedor da família.

A CRISE E O INÍCIO DO VÍCIO

Sem saber lidar com a pressão e o desprezo que a situação trouxe, Seu Antônio começou a buscar consolo no álcool. No início, a bebida era uma forma de relaxar após longos dias de busca por emprego. Antônio acordava cedo todos os dias, se arrumava como se fosse trabalhar e saía de casa em busca de uma nova oportunidade. Voltava para casa exausto e desanimado, sentindo-se cada vez mais impotente e frustrado. A bebida, inicialmente, parecia uma solução inofensiva para aliviar a tensão acumulada.

As primeiras vezes foram apenas um copo de cerveja na varanda, acompanhado do pôr do sol. A bebida parecia aquecer seu coração e afastar, ainda que momentaneamente, as preocupações. No entanto, o consolo encontrado na bebida foi se intensificando. O copo de cerveja na varanda logo se transformou em uma garrafa de cachaça à noite, enquanto ele se sentava sozinho, mergulhado em pensamentos sombrios sobre o futuro incerto. A sensação de fracasso e a pressão de não conseguir sustentar a família pesavam cada vez mais. A rejeição constante nas entrevistas de emprego começou a afetar sua autoestima. Ele se sentia inadequado, incapaz de cumprir o papel de provedor que sempre desempenhou com tanto orgulho. As expectativas que tinha para si mesmo foram despedaçadas, e a bebida se tornou um refúgio cada vez mais frequente.

Com o passar do tempo, o que antes era apenas um escape temporário, uma maneira de relaxar ao fim do dia, rapidamente se tornou um hábito. Antônio começou a beber todos os dias, usando o álcool como forma de entorpecer a dor emocional e a sensação de fracasso. A bebida que antes trazia uma sensação de alívio se transformou em sua única companhia, preenchendo o vazio deixado pelo desemprego e pela perda de propósito.

O álcool começou a afetar todos os aspectos de sua vida. Ele acordava tarde, muitas vezes com ressaca, sem energia para procurar emprego. As discussões com Dona Maria tornaram-se frequentes, pois ela via seu marido afundar cada vez mais no vício, incapaz de sair daquele círculo vicioso. As noites que antes eram reservadas para momentos em família passaram a ser preenchidas por brigas e discussões, enquanto Antônio se isolava cada vez mais.

Seus filhos, que antes admiravam o pai trabalhador e dedicado, começaram a se afastar, confusos e magoados com a mudança que viam nele. O álcool, que antes era apenas uma forma de relaxar, tornou-se uma barreira entre ele e aqueles que amava. A presença constante da bebida na vida de Antônio transformou o que antes era uma alegria ao fim do dia em um vício devastador que consumia sua vida e destruía sua família.

A FAMÍLIA DESMORONA

Com o passar dos anos, sua esposa, Dona Maria, que sempre foi seu pilar, começou a se preocupar. Ela o viu mudar, a garrafa se tornava mais importante do que os momentos em família. As brigas se tornaram frequentes, e as noites de festa acabavam em discussões. O relacionamento que antes era baseado em amor e respeito, começou a se deteriorar. As noites em que passavam juntos conversando na varanda deram lugar a discussões amargas, onde Dona Maria tentava, em vão, fazer Antônio perceber o mal que estava causando a si mesmo e à família.

Os filhos, que outrora corriam para abraçar o pai quando ele chegava do trabalho, agora evitavam sua presença, com medo das explosões de raiva e dos comportamentos imprevisíveis causados pelo álcool. A casa, que antes era um lar cheio de alegria e risadas, transformou-se em um ambiente tenso e silencioso, onde todos andavam na ponta dos pés, temendo o próximo conflito.

Dona Maria, que sempre fora uma mulher forte e resiliente, começou a sentir o peso da situação. Ela tentou de todas as formas ajudar Antônio, sugerindo que ele buscasse tratamento, que conversasse com amigos, que encontrasse um novo propósito. Mas todas as tentativas foram em vão. Antônio, afundado no vício e na autocomiseração, recusava-se a admitir que tinha um problema.

A situação chegou a um ponto crítico em um dia particularmente difícil. Antônio, depois de passar a noite bebendo, teve uma explosão de fúria que assustou a todos. Ele quebrou móveis, gritou com Maria e os filhos, e, em acesso de desespero, fez ameaças que deixaram todos aterrorizados. Foi então que Dona Maria tomou uma decisão dolorosa, mas necessária. Ela percebeu que, para proteger a si mesma e aos filhos, precisava sair daquela situação.

Com o coração pesado, ela fez as malas e se mudou para a casa da irmã, levando os filhos consigo. A despedida foi marcada por lágrimas e promessas de que um dia as coisas poderiam melhorar, mas a realidade era dura. Ela sabia que, enquanto Antônio não reconhecesse seu problema e buscasse ajuda, não haveria como manter a família unida.

A QUEDA

Sozinho e afundado na solidão, Seu Antônio viu sua vida desmoronar. Ele perdeu a casa, que foi leiloada para quitar dívidas, e seus amigos se afastaram, cansados de tentar ajudar alguém que não queria ajuda. Sem a família e sem um lar, ele passou a vagar pela cidade, usando a bebida como muleta.

Antônio, que sempre foi um homem orgulhoso e independente, agora se via mendigando nas ruas, buscando qualquer tipo de trabalho esporádico para sustentar seu vício. As poucas vezes que conseguia dinheiro, gastava imediatamente em álcool, tentando esquecer a dor da perda e da solidão. Os lugares que antes frequentava, agora o rejeitavam. Ele era visto como um bêbado incorrigível, um homem que havia desperdiçado todas as oportunidades que a vida lhe dera.

O tempo nas ruas foi cruel. Antônio adoeceu, perdeu peso, e sua aparência mudou drasticamente. Os reflexos de um homem que outrora era forte e vibrante, agora estavam escondidos sob a pele enrugada e os olhos cansados. Cada dia era uma luta pela sobrevivência, e a esperança de um futuro melhor parecia cada vez mais distante.

Antônio chegou ao fundo do poço, vivendo em abrigos temporários, muitas vezes ao relento, sem nenhum suporte ou perspectiva de mudança. A bebida, que ele uma vez usou como consolo, tornou-se seu pior inimigo, destruindo sua saúde e sua dignidade. Ele sabia que precisava de ajuda, mas o caminho de volta parecia impossível.

A história de Seu Antônio é um lembrete doloroso das consequências do vício e do impacto devastador que ele pode ter na vida de uma pessoa e de sua família. A queda de um homem trabalhador e dedicado, que perdeu tudo para o álcool, é um testemunho de que o vício é uma doença que precisa ser enfrentada com coragem e apoio.

O FUNDO DO POÇO E A REVIRAVOLTA

Com 69 anos, Seu Antônio está em um ponto crítico de sua vida. Após anos de derrotas e internações em instituições de reabilitação que não conseguiram lidar com a profundidade de seu vício, ele chega a uma comunidade terapêutica localizada em uma fazenda isolada nas montanhas. Esse lugar é um refúgio físico e emocional, um contraste radical com o ambiente urbano onde o álcool era uma constante tentação.

Na comunidade, a primeira sensação de Antônio é de alívio. O espaço tranquilo e natural oferece uma pausa necessária de sua vida tumultuada. A comunidade, composta por pessoas que também lutaram contra vícios, proporciona um ambiente seguro e de suporte, longe das pressões e tentações da vida cotidiana. No entanto, a adaptação ao novo ambiente não é fácil. As condições são rudimentares e o trabalho diário é árduo, mas é exatamente essa simplicidade e rotina que fornecem a estrutura necessária para a recuperação.

A RECUPERAÇÃO

A participação de Seu Antônio nas sessões de terapia em grupo na comunidade terapêutica representa um momento crucial em sua jornada de recuperação. Essas sessões não são apenas um componente terapêutico, mas um espaço vital para a reconstrução de sua saúde mental e emocional.

As sessões de terapia em grupo oferecem a Antônio um ambiente seguro e acolhedor para compartilhar suas experiências. Esse espaço, onde outros também lutam contra vícios e desafios pessoais, proporciona um senso de pertencimento e compreensão que ele nunca havia experimentado antes. Ao ouvir as histórias dos outros participantes, Antônio começa a reconhecer que suas lutas não são únicas. As narrativas de dor, fracasso e esperança de seus colegas ajudam-no a ver que a recuperação é uma jornada compartilhada e que ele pode encontrar solidariedade e apoio em meio à adversidade.

Essa interação em grupo também facilita o processo de auto-reflexão. Antônio começa a confrontar a realidade de seu vício e os impactos devastadores que ele teve em sua vida e na vida de sua família. As discussões abertas e o *feedback* dos outros membros do grupo permitem que ele veja seus problemas de uma perspectiva diferente, frequentemente revelando aspectos de sua luta que ele havia ignorado ou minimizado.

A reflexão sobre o passado é uma parte dolorosa, mas essencial da recuperação. Antônio revisita memórias de momentos felizes com sua família – risos compartilhados, celebrações e os dias comuns que foram marcados por amor e união. Esses momentos felizes são agora envolvidos em uma nuvem de arrependimento, pois ele percebe como o vício destruiu essas experiências e afastou as pessoas que mais amava.

Revisitar essas memórias não é um processo simples. Cada lembrança traz à tona a dor de ter falhado como pai e marido. Antônio confronta a realidade das noites em que a bebida tomou o lugar de conversas significativas, das oportunidades perdidas e das promessas quebradas. A dor que sente ao lembrar esses momentos é intensa, mas é também um sinal de seu crescente entendimento da gravidade de sua situação e do desejo profundo de mudança. O arrependimento de Antônio é uma experiência multifacetada. Ele é confrontado com a dura realidade de que seu vício causou sofrimento àqueles que mais lhe eram caros. As lágrimas que derrama durante as sessões de terapia são uma expressão de sua dor, culpa e desejo de redenção. Cada lágrima é uma forma de liberar parte do peso emocional que carrega e uma manifestação de seu desejo sincero de se redimir e de reconstruir sua vida. Esse processo de enfrentamento e confronto com seus erros passados é vital para a recuperação. É através do reconhecimento e da aceitação do impacto de suas ações que Antônio pode começar a trabalhar na sua cura. A intensidade de seu arrependimento é um indicativo de sua disposição para mudar e de sua determinação em buscar uma forma de viver que não seja mais dominada pelo vício.

A TRANSFORMAÇÃO PESSOAL

A recuperação de Antônio não é apenas sobre a abstinência de álcool, mas sobre uma transformação pessoal profunda. À medida que ele enfrenta a dor e o arrependimento, começa a trabalhar em sua autoaceitação e a estabelecer uma nova identidade que não gira em torno do vício. O processo de recuperação envolve aprender a lidar com suas emoções de maneira saudável, sem recorrer ao álcool como uma forma de escapismo.

Seu Antônio começa a entender que a cura não vem apenas da eliminação do vício, mas da construção de uma nova forma de viver, que inclui enfrentar a dor, buscar perdão e encontrar um novo propósito. As sessões de terapia em grupo, com suas oportunidades de reflexão e compartilhamento, são essenciais para ajudá-lo a passar por esse processo e a criar uma base sólida para sua recuperação.

A RECONSTRUÇÃO DE SI MESMO

A recuperação de Seu Antônio não é apenas uma jornada para parar de beber, mas também um processo profundo de autorredescoberta e reconstrução. A vida na comunidade terapêutica oferece um espaço crucial para essa transformação. Ao enfrentar os desafios de reconstruir sua vida, ele se depara com um caminho repleto de obstáculos emocionais e práticos, mas também de oportunidades de crescimento.

O contato com sua família é um lembrete constante das feridas que causou. Cada tentativa de reconciliação pode ser recebida com desconfiança ou até mesmo rejeição, tornando a experiência dolorosa e desalentadora. No entanto, esses momentos de rejeição também servem como um espelho para Antônio, forçando-o a confrontar a extensão de seu impacto negativo. Ele começa a perceber que a reconciliação não é algo que possa ser forçado ou acelerado, mas sim um processo que exigirá tempo, paciência e provas concretas de mudança.

Para lidar com a frustração e a dor emocional, Antônio se volta para as atividades diárias oferecidas pela comunidade. Trabalhar no jardim, cuidar dos animais e realizar tarefas cotidianas se torna mais do que simples ocupações. Essas atividades proporcionam um senso de estrutura e propósito, elementos fundamentais para sua recuperação. Cada tarefa completada, por menor que seja, ajuda a restaurar sua autoestima e a restabelecer um sentimento de dignidade que havia sido perdido no fundo do vício.

DESENVOLVENDO UM NOVO PROPÓSITO

À medida que o tempo passa, Antônio começa a encontrar um novo propósito nas rotinas diárias da fazenda. O trabalho com a terra e os animais oferece um contato direto com a natureza, o que contribui para a sua recuperação mental e física. A natureza tem um efeito restaurador poderoso, e o trabalho físico constante ajuda a melhorar sua saúde e a combater os efeitos negativos do álcool em seu corpo.

Além disso, seu envolvimento em ajudar outros residentes da comunidade se revela fundamental para seu crescimento pessoal. Compartilhar suas experiências e oferecer apoio a outros que estão enfrentando desafios semelhantes cria um sentimento de utilidade e pertencimento. Este novo papel de mentor e amigo não só ajuda os outros, mas também reforça o valor de Antônio como indivíduo e sua capacidade de contribuir positivamente para a vida de outras pessoas.

VALORANDO CADA VITÓRIA

A saudade da família continua a ser uma fonte de dor, mas também um potente motivador. Antônio aprende a valorizar cada dia sem álcool como uma conquista significativa. Ao focar em seu progresso diário e nas pequenas vitórias, ele começa a construir uma nova identidade que não gira em torno do vício. Essa mudança de foco é crucial para seu bem-estar emocional, permitindo-lhe avançar apesar da dor contínua e da incerteza quanto ao futuro.

Ele também se dedica a entender e lidar com suas emoções de uma maneira saudável, usando as ferramentas e técnicas aprendidas na comunidade. O processo de autocura inclui a construção de uma nova perspectiva sobre a vida e sobre si mesmo. Antônio começa a perceber que a recuperação não é apenas uma questão de abstinência, mas também de crescimento pessoal e de reestruturação de suas relações e de sua autoimagem.

O SONHO DE RECONQUISTAR A FAMÍLIA

Reconquistar a confiança de Dona Maria e dos filhos é uma tarefa árdua e complexa, marcada por um processo de prova contínua e demonstração de mudança genuína. Antônio compreende que a confiança, uma vez quebrada, não pode ser restaurada instantaneamente; ela deve ser reconstruída através de ações consistentes e sinceras.

Antônio sabe que seu primeiro passo é continuar focado em sua recuperação. Cada dia sem álcool é um passo em direção à reconquista de sua dignidade e ao restabelecimento de sua integridade. A dedicação contínua às sessões de terapia, ao suporte da comunidade terapêutica e à autorreflexão são essenciais para mostrar que sua mudança é verdadeira e duradoura.

Embora Antônio saiba que a reconciliação não seja garantida e que pode levar tempo, ele mantém a esperança. Ele imagina o momento em que poderá mostrar aos seus entes queridos que está vivendo de forma honesta e saudável. Esse sonho o mantém motivado e determinado, mesmo quando enfrenta retrocessos.

Ele entende que a aceitação e o perdão não são algo que ele pode forçar. A reconciliação dependerá do tempo e do espaço necessários para sua família processar o que aconteceu. Ele aprende a aceitar que, enquanto trabalha em sua própria recuperação, também deve respeitar o tempo de seus entes queridos.

O vício de Antônio foi um caminho repleto de escuridão e desespero, levando-o a um estado de desintegração pessoal e familiar. No entanto, sua capacidade de enfrentar esses desafios e seu esforço contínuo para superar o vício são evidências de uma determinação resiliente. A sua história destaca que, mesmo quando a vida parece desmoronar e a esperança parece perdida, a determinação de mudar e buscar ajuda pode abrir portas para a recuperação.

A recuperação de Antônio é um processo complexo e gradual, exigindo um confronto sincero com seu passado e um compromisso profundo com sua cura. Sua experiência na comunidade terapêutica, a dedicação ao tratamento e a busca por um novo propósito são elementos essenciais para sua transformação. A história de Antônio demonstra que a recuperação não é apenas sobre parar de beber, mas também sobre reconstruir a vida, enfrentar as emoções e encontrar um novo sentido para viver. O desejo de reconquistar sua família é um reflexo da esperança persistente de Antônio e de sua crença na possibilidade de redenção. Esse desejo não é apenas um objetivo externo, mas um motor interno que o impulsiona a continuar sua jornada. A busca por reconciliação e a expectativa de um novo começo são aspectos essenciais de sua recuperação, mostrando que a esperança e o desejo de reparação são fundamentais para o processo de cura.

PREVALÊNCIA E DADOS ESTATÍSTICOS

- **Estudos e pesquisas:** De acordo com o *Vigitel Brasil* (Sistema de Vigilância de Fatores de Risco e Proteção para Doenças Crônicas por Inquérito Telefônico), que coleta dados anualmente, a prevalência de consumo excessivo de álcool entre adultos no Brasil é uma preocupação constante. Estudos mostram que a proporção de brasileiros que se enquadram nos critérios de consumo excessivo episódico pode chegar a 10% em algumas regiões.
- **Dados de hospitalização:** De acordo com o Datasus, o número de internações hospitalares por doenças relacionadas ao álcool, como cirrose hepática, é significativo. Essas internações costumam ter um impacto financeiro considerável sobre o sistema de saúde pública.

Impactos sociais e econômicos

- **Acidentes de trânsito:** O consumo de álcool está fortemente associado a acidentes de trânsito. Estatísticas da Polícia Rodoviária Federal mostram que uma grande parte dos acidentes graves tem o álcool como fator contribuidor. As campanhas de fiscalização, como a Lei Seca, têm ajudado a reduzir esses acidentes, mas o problema persiste.
- **Violência doméstica:** O álcool é frequentemente associado a casos de violência doméstica. Estudos indicam que uma porcentagem significativa de casos de violência no ambiente familiar envolve o consumo excessivo de bebidas alcoólicas pelos agressores.
- **Produtividade e economia:** O custo econômico do alcoolismo inclui a perda de produtividade no trabalho, absenteísmo e custos associados ao tratamento de condições de saúde relacionadas ao álcool. Estudos estimam que o impacto econômico do alcoolismo no Brasil pode ser de bilhões de reais por ano.

Tratamento e reabilitação

- **Serviços de saúde:** O Sistema Único de Saúde (SUS) oferece serviços para tratamento de dependência de álcool, incluindo centros de atenção psicossocial (CAPS) e programas de desintoxicação. No entanto, o acesso a esses serviços pode ser desigual, especialmente em áreas rurais e menos desenvolvidas.
- **Programas de reabilitação:** Além dos serviços oferecidos pelo SUS, há diversas ONGs e instituições privadas que oferecem programas de reabilitação e apoio

a pessoas com problemas de alcoolismo. Muitos desses programas incluem terapia individual, grupos de apoio e programas educacionais.

Legislação e políticas públicas

- **Lei Seca**: Implementada em 2008, a Lei Seca (Lei nº 11.705/2008) foi criada para combater a condução sob efeito de álcool. A lei estabeleceu limites de álcool no sangue para motoristas e aumentou as penalidades para infrações relacionadas ao consumo de álcool.
- **Políticas de prevenção**: Além da Lei Seca, o governo e outras organizações promovem campanhas de prevenção e conscientização sobre os riscos do consumo excessivo de álcool. Essas campanhas visam a educar a população sobre os perigos do alcoolismo e incentivar comportamentos de consumo responsáveis.

Desafios e perspectivas

- **Estigma e barreiras**: O estigma associado ao alcoolismo pode ser um grande obstáculo para o tratamento. Muitas pessoas que sofrem com a dependência do álcool podem ter dificuldade em buscar ajuda devido ao medo de julgamento.
- **Educação e conscientização**: Aumentar a conscientização sobre os riscos do álcool e promover educação sobre comportamentos de consumo responsável são estratégias importantes para lidar com o problema. Programas escolares e campanhas de mídia são essenciais para mudar atitudes e comportamentos.

ESTATÍSTICAS NO BRASIL

Prevalência do consumo excessivo

- **Vigitel Brasil** (2022): Aproximadamente 11% da população adulta relata consumo excessivo de álcool, definido como consumir mais de cinco doses em uma única ocasião ao menos uma vez por mês.

Internações hospitalares

- **Datasus** (2022): Ocorreu mais de 40.000 internações anuais em hospitais públicos devido a doenças relacionadas ao consumo de álcool, como cirrose hepática e pancreatite.

Acidentes de trânsito

- **Polícia Rodoviária Federal** (2023): Aproximadamente 30% dos acidentes graves em rodovias federais estão associados ao consumo de álcool.

Violência doméstica

- **Instituto de Pesquisa Econômica Aplicada (IPEA)** (2022): Estudos indicam que cerca de 50% dos casos de violência doméstica envolvem o consumo excessivo de álcool pelo agressor.

Custo econômico

- **Centro de Estudos sobre Drogas e Álcool (CEDECA)** (2021): Estima-se que o custo econômico total do alcoolismo no Brasil, incluindo perda de produtividade e despesas com saúde, pode ultrapassar R$ 100 bilhões por ano.

ESTATÍSTICAS GLOBAIS

Prevalência mundial

- **Organização Mundial da Saúde (OMS) (2022):** Aproximadamente 5% da população global adulta tem um transtorno relacionado ao uso de álcool. Isso corresponde a cerca de 280 milhões de pessoas.

Mortalidade relacionada ao álcool

- **OMS (2022):** O álcool está associado a aproximadamente 3 milhões de mortes por ano em todo o mundo, representando cerca de 5% de todas as mortes globais.

Impacto econômico global

- **Relatório Global Sobre Álcool e Saúde da OMS (2021):** O custo econômico global do álcool, incluindo perda de produtividade, custos de saúde e custos sociais, é estimado em mais de US$ 1 trilhão por ano.

Acidentes de trânsito

- **OMS (2021):** O álcool contribui para cerca de 20% dos acidentes de trânsito fatais em todo o mundo.

Tratamento e reabilitação

- **Estudo da National Institute on Drug Abuse (NIDA) (2023):** Aproximadamente 30% das pessoas que buscam tratamento para dependência de álcool têm acesso a programas de tratamento especializados, e a eficácia desses programas varia, com taxas de sucesso em torno de 40-60%.

Essas estatísticas destacam a magnitude do problema do alcoolismo e a importância de medidas eficazes de prevenção e tratamento.

ESTATÍSTICAS GERAIS SOBRE RECUPERAÇÃO

Taxas de sucesso do tratamento

- **Tratamentos combinados**: Estudos indicam que cerca de 40% a 60% das pessoas que participam de programas de tratamento para dependência de álcool alcançam um período de abstinência significativa ou uma redução substancial no consumo. A eficácia pode ser maior quando o tratamento inclui suporte psicológico, terapia de grupo e acompanhamento contínuo.

- **Tratamento farmacológico**: A eficácia dos medicamentos usados no tratamento do alcoolismo, como naltrexona e acamprosato, varia, mas alguns estudos mostram taxas de sucesso em torno de 30% a 50% para redução significativa no consumo ou abstinência.

Recuperação a longo prazo

- **Estudos de longo prazo**: Estudos de longo prazo mostram que cerca de 30% a 50% dos indivíduos que completam um tratamento para alcoolismo permanecem abstinentes ou significativamente reduzidos no consumo de álcool após 1 a 2 anos. O sucesso a longo prazo geralmente depende do suporte contínuo e da adesão a estratégias de prevenção de recaída.

Recuperação em programas de 12 passos

- **Alcoólicos Anônimos (AA):** Dados sobre Alcoólicos Anônimos mostram que aproximadamente 30% a 40% dos participantes permanecem abstinentes após um ano. A adesão contínua ao grupo e o envolvimento em atividades de suporte são fatores importantes para o sucesso.

Fatores influenciadores

- **Apoio social:** A presença de uma rede de apoio sólida e a participação em grupos de apoio são fatores críticos para melhorar as taxas de recuperação. Estudos sugerem que pessoas com forte apoio social têm maiores chances de sucesso.
- **Comorbidades:** Indivíduos com transtornos mentais concomitantes, como depressão ou ansiedade, podem enfrentar desafios adicionais na recuperação, mas o tratamento integrado para essas condições pode melhorar os resultados.

Programas de tratamento intensivo

- **Tratamento residencial:** Programas de tratamento residencial ou intensivo podem ter taxas de sucesso mais altas, especialmente para pessoas com dependência grave. A eficácia desses programas pode variar, mas muitos relatam taxas de abstinência a longo prazo entre 40% e 60%.

ESTUDOS E DADOS RECENTES

- **Estudo da National Institute on Alcohol Abuse and Alcoholism (NIAAA)** (2022): Relata que cerca de 33% das pessoas que recebem tratamento para alcoolismo mantêm a abstinência por um período de 1 ano ou mais.
- **Pesquisa da Cochrane Library** (2023): Avaliou diversos estudos sobre tratamentos para alcoolismo e concluiu que programas que combinam terapias comportamentais com suporte farmacológico apresentam melhores taxas de sucesso do que qualquer tratamento isolado.

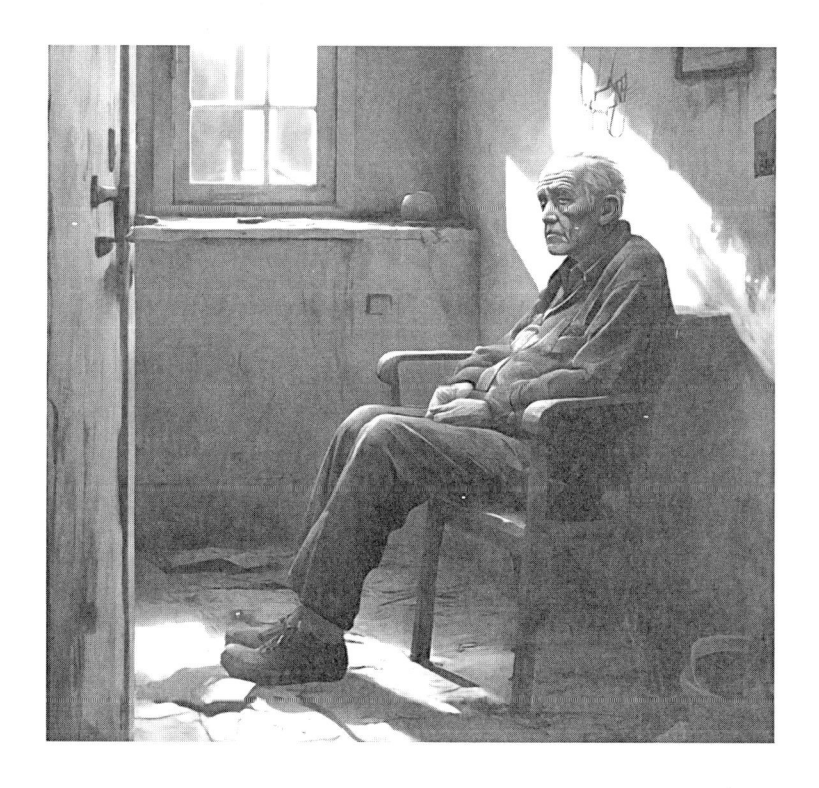

- **Estudo da American Journal of Psychiatry** (2022): Mostra que cerca de 50% dos indivíduos que participam de tratamentos que incluem terapia cognitivo-comportamental (TCC) e suporte social experimentam uma redução significativa no consumo de álcool e melhoram a qualidade de vida.

Essas estatísticas fornecem uma visão geral das taxas de recuperação e os fatores que influenciam o sucesso no tratamento do alcoolismo. A eficácia do tratamento pode variar com base em múltiplos fatores, incluindo a gravidade da dependência, a presença de comorbidades e o suporte contínuo.

Parte 5
Rafael

O INÍCIO DO ABISMO

Rafael era um adolescente como qualquer outro. Cresceu em um bairro simples de uma grande cidade, cercado pelo amor de seus pais, Ana e João, e pela companhia de sua irmã mais nova, Mariana. Desde pequeno, ele demonstrava talento para o futebol e sonhava em se tornar um jogador profissional. Todos os finais de semana, ele jogava no campinho do bairro com seus amigos, onde sempre se destacava com sua habilidade e paixão pelo jogo. A vida parecia promissora e cheia de possibilidades para Rafael.

Na escola, Rafael era um aluno mediano, mas dedicado. Seus professores o elogiavam por sua disciplina e esforço. Ele tinha um grupo de amigos próximos, com quem dividia risadas e sonhos de um futuro melhor. O futebol era seu refúgio e sua motivação. Rafael imaginava-se jogando em grandes estádios, com milhares de torcedores gritando seu nome.

No entanto, tudo começou a mudar quando Rafael entrou no Ensino Médio. A escola nova era maior e mais desafiadora, com novos professores e novos colegas. Foi lá que ele conheceu um grupo de colegas que o apresentaram ao mundo das festas e das drogas. No início, era apenas uma diversão inocente, algo que todos faziam para se enturmar. Rafael experimentou maconha pela primeira vez em uma dessas festas, em uma noite de sexta-feira. A sensação de euforia o atraiu e, aos poucos, ele começou a usar com mais frequência.

No começo, Rafael conseguia manter o equilíbrio entre os estudos, o futebol e as novas experiências. Ele acreditava que tinha tudo sob controle. As festas se tornaram mais frequentes, e a maconha passou a ser uma presença constante em sua vida. Os colegas que o introduziram às drogas eram populares e carismáticos, e Rafael se sentia aceito e valorizado ao seu lado. Ele não queria perder essa nova sensação de pertencimento.

A ESPIRAL DA AUTODESTRUIÇÃO

Com o tempo, o uso ocasional de drogas se transformou em hábito diário. Rafael começou a experimentar drogas mais pesadas, como cocaína e heroína, incentivado pelos mesmos colegas que o haviam apresentado à maconha. A euforia que ele sentia era irresistível, e ele começou a buscar essa sensação cada vez mais. Seu desempenho na escola caiu drasticamente. Ele faltava às aulas com frequência e, quando comparecia, mal conseguia se concentrar.

O futebol, que antes era sua paixão, agora parecia uma obrigação distante. Rafael começou a faltar aos treinos e jogos, e seu desempenho em campo caiu drasticamente. Seus treinadores, preocupados, tentaram conversar com ele, mas Rafael sempre inventava desculpas. A relação com seus pais também se deteriorou. Ana e João notaram a mudança no comportamento do filho e tentaram intervir, mas Rafael estava completamente preso ao vício. As discussões em casa se tornaram frequentes e cada vez mais intensas.

Rafael se afastou de sua família e de seus amigos de infância, preferindo a companhia daqueles que compartilhavam seu vício. Ele passou a frequentar lugares perigosos, onde as drogas eram facilmente encontradas. Seus novos amigos não tinham limites, e Rafael começou a se envolver em atividades ilegais para sustentar seu vício. Ele roubava pequenos objetos de casa e, eventualmente, passou a vender drogas.

A vida de Rafael se tornou uma espiral de autodestruição. Ele perdeu empregos, foi expulso de casa e passou a viver nas ruas. Seus dias se resumiam a buscar a próxima dose, e seu corpo e sua mente se deterioravam mais a cada dia. Rafael era apenas uma sombra do garoto talentoso e cheio de sonhos que fora um dia. A única coisa que importava era a próxima dose.

O CAMINHO DA RECUPERAÇÃO

Depois de seis anos vivendo no inferno do vício, Rafael chegou ao fundo do poço. Ele estava desnutrido, doente e completamente perdido. Em uma noite fria e solitária, depois de ser assaltado e espancado por outros usuários,

Rafael percebeu que não aguentava mais aquela vida. Em um momento de desespero e clareza, ele procurou ajuda em uma clínica de reabilitação.

Seus pais, Ana e João, apesar de todas as dificuldades, ainda estavam ao seu lado. Eles nunca haviam desistido do filho e, com lágrimas nos olhos, receberam a notícia de que Rafael queria ajuda. Rafael começou um longo e árduo processo de desintoxicação e terapia.

Os primeiros meses foram extremamente difíceis. Rafael enfrentou crises de abstinência severas, com dores intensas, tremores e vômitos. Além disso, ele lutava contra momentos de depressão profunda e ansiedade esmagadora. Havia noites em que ele chorava incontrolavelmente, sentindo um vazio que parecia impossível de preencher. O apoio de sua família e dos profissionais da clínica foi crucial. Ana visitava Rafael todos os dias, trazendo refeições caseiras e palavras de encorajamento. João, sempre calado, oferecia seu apoio silencioso, segurando a mão do filho e prometendo que tudo ficaria bem.

Aos poucos, Rafael começou a dar pequenos passos rumo à recuperação. As sessões de terapia em grupo e individuais ajudaram-no a enfrentar os traumas e a entender as raízes de seu vício. Ele começou a participar de atividades na clínica, como aulas de artesanato e esportes, redescobrindo antigos interesses e paixões.

Apesar dos avanços, o processo não foi linear. Rafael teve várias recaídas, o que muitas vezes o fazia sentir como se estivesse voltando ao ponto de partida. Cada recaída era uma batalha emocional para toda a família. Mas com cada queda, Rafael se levantava mais determinado a vencer.

OS ANOS DE ESPERANÇA

Após os primeiros anos de recuperação, Rafael conseguiu se manter sóbrio. Por seis anos, ele trabalhou incansavelmente para reconstruir sua vida. Ele voltou a estudar e concluiu o Ensino Médio, algo que parecia impossível durante os anos de vício. Motivado, ele se matriculou em um curso de Administração de uma faculdade comunitária.

Rafael se tornou um exemplo de superação e resiliência para todos ao seu redor. Seus pais estavam imensamente orgulhosos, e seus amigos admiravam sua coragem. Rafael começou a participar de grupos de apoio, compartilhando sua história e mostrando que era possível vencer o vício. Sua sinceridade e empatia tocavam profundamente aqueles que lutavam contra a dependência química.

A vida parecia finalmente estar no caminho certo. Rafael conseguiu se formar em Administração e começou a trabalhar em uma ONG que ajudava pessoas em situação de rua, muitas delas enfrentando os mesmos desafios que ele havia enfrentado. Seu trabalho lhe dava um sentido renovado e um propósito na vida.

Rafael também encontrou o amor. Ele conheceu Júlia, uma voluntária da ONG, durante uma ação comunitária. Júlia era uma mulher bondosa e compreensiva, que via além do passado de Rafael e enxergava o homem forte e determinado que ele havia se tornado. Eles se apaixonaram e começaram a planejar um futuro juntos. Rafael sonhava em formar uma família e, pela primeira vez em muitos anos, sentia esperança e felicidade verdadeiras.

A esperança e a felicidade haviam voltado à vida de Rafael, trazendo com elas a promessa de um futuro melhor. Ele havia reconquistado a confiança de sua família e de si mesmo, e estava determinado a manter o curso e a ajudar outros a encontrar o mesmo caminho.

A SOMBRIA RECAÍDA

Embora Rafael tivesse reconstruído sua vida, a sombra do vício nunca estava longe. Em momentos de fraqueza, ele sentia a tentação rastejar de volta, sussurrando promessas falsas de alívio. Durante um período particularmente estressante no trabalho, com a ONG enfrentando dificuldades financeiras e um número crescente de pessoas precisando de ajuda, Rafael começou a sentir o peso esmagador da responsabilidade.

Foi em uma dessas noites sombrias que Rafael encontrou antigos *amigos* de seu passado. O reencontro começou de maneira inocente, um encontro casual em um bar da cidade. As conversas nostálgicas rapidamente se transformaram em uma oferta tentadora. "Só uma vez", disseram, "não vai fazer mal". Rafael, exausto e emocionalmente vulnerável, cedeu. Ele acreditava que poderia controlar a situação, que uma pequena quantidade não o levaria de volta ao abismo do vício. Mas o vício é implacável, e a recaída foi rápida e devastadora.

Aos poucos, Rafael começou a se afastar de Júlia e de sua família, escondendo a vergonha e o desespero que sentia. Ele evitava as reuniões de apoio, onde seus amigos e mentores notaram sua ausência e tentaram alcançá-lo, mas Rafael se isolava mais a cada dia. No trabalho, ele começou a faltar, deixando responsabilidades importantes sem solução. A ONG, que antes era seu porto seguro, agora parecia um fardo insuportável.

Júlia percebeu a mudança. Ela tentou conversar com Rafael inúmeras vezes, mas cada tentativa era recebida com silêncio, evasivas ou explosões de raiva. Ela o viu se perder, mas sentia-se impotente para ajudá-lo. Rafael, consumido pela culpa e vergonha, se afastava ainda mais, convencido de que não merecia o amor e a compreensão que ela lhe oferecia.

Os pais de Rafael, que tanto haviam lutado para ajudá-lo, ficaram devastados ao ver o filho escorregar de volta ao pesadelo do qual acreditavam que ele havia escapado. Ana chorava todas as noites, enquanto João, sempre forte, agora parecia um homem quebrado. Eles tentaram intervir, mas Rafael os afastou, temendo que seu fracasso os destruísse ainda mais.

A TRAGÉDIA FINAL

Em uma noite fria de inverno, Rafael estava sozinho em seu apartamento. As luzes estavam apagadas, e o silêncio era interrompido apenas pelo som ocasional de sirenes ao longe. Ele segurava uma seringa em suas mãos trêmulas, lutando contra a vontade de usá-la. Lágrimas escorriam por seu rosto enquanto ele pensava em Júlia, em seus pais, e em tudo o que havia conquistado. Ele pensava na ONG, nas pessoas que ajudou, e na vida que poderia ter tido. Mas o desespero e a necessidade eram mais fortes.

Em um momento de profundo desespero, Rafael usou uma dose letal de heroína. Seu corpo, enfraquecido pelos anos de abuso, não resistiu. A escuridão o envolveu, e ele sentiu uma paz falsa e fria tomando conta.

Quando Júlia chegou ao apartamento na manhã seguinte, após não conseguir falar com ele a noite toda, encontrou Rafael inconsciente no chão da sala. O desespero tomou conta dela enquanto ligava para a emergência, mas já era tarde demais. Rafael havia partido. O grito de Júlia ecoou pelo prédio, uma mistura de dor, amor e impotência.

A notícia da morte de Rafael devastou todos que o conheciam. Seus pais ficaram inconsoláveis, sentindo como se tivessem perdido o filho duas vezes. O funeral de Rafael foi um evento triste e marcante, com muitas lágrimas e lembranças compartilhadas. Júlia, destroçada, não conseguia entender como o homem que ela amava tanto pôde ser levado por algo tão cruel. Os amigos e colegas de trabalho de Rafael estavam em choque, e a comunidade que ele tanto ajudou sentiu profundamente a perda.

A ONG organizou uma vigília em sua memória, com velas e depoimentos emocionantes de pessoas cujas vidas Rafael tocou. Seu trabalho e dedicação foram lembrados com carinho e tristeza. Muitos prometeram continuar sua missão, jurando não deixar que sua luta e sacrifício fossem em vão.

UM LEGADO DE LUTA E ESPERANÇA

A história de Rafael se tornou um alerta para todos ao seu redor. Seus pais, Ana e João, em meio à dor, decidiram continuar o legado do filho. Eles fundaram uma organização em memória de Rafael, dedicada a ajudar dependentes químicos e suas famílias. A ONG que Rafael ajudou tanto a crescer agora leva seu nome, e seu trabalho continua a salvar vidas e a oferecer esperança.

Júlia, embora profundamente marcada pela perda, decidiu continuar o trabalho de Rafael. Ela se tornou uma defensora apaixonada da causa, ajudando a espalhar a mensagem de que a luta contra o vício é contínua e que ninguém deve ser deixado para lutar sozinho.

A recaída que tirou a vida de Rafael foi um lembrete cruel de como o vício é uma doença insidiosa e persistente. Mesmo após anos de sobriedade, a luta contra a dependência química nunca realmente termina. Rafael foi um exemplo vivo de resiliência, mas sua história também ressalta a fragilidade de quem vive essa batalha diariamente. A recaída não foi um fracasso de caráter, mas uma manifestação da natureza persistente do vício.

A tragédia de Rafael mostrou a todos que o vício não discrimina e que um momento de fraqueza pode ser devastador. Mesmo com tratamento, apoio e um desejo profundo de mudança, a tentação pode surgir e, em um instante, derrubar anos de progresso. É uma luta constante que exige vigilância e apoio contínuos.

INFORMAÇÕES E ESTATÍSTICAS GERAIS SOBRE RECAÍDAS

Taxa de recaída

A taxa de recaída para dependentes químicos varia dependendo da substância e do contexto do tratamento. A média de 40% a 60% pode parecer alta, mas é importante considerar que a dependência é uma condição crônica, e a recaída não significa fracasso absoluto. É um desafio contínuo que muitas pessoas enfrentam.

- **Álcool**: Estudos mostram que cerca de 40% a 60% das pessoas que tentam parar de beber podem ter uma recaída dentro de um ano.
- **Drogas ilícitas**: Para drogas como heroína, a taxa de recaída pode ser semelhante, com alta taxa de retorno ao uso após a desintoxicação.
- **Medicamentos**: O uso de medicamentos prescritos também pode levar a recaídas, especialmente se o tratamento não for monitorado de perto.

Tempo de recuperação

A recuperação da dependência química é um processo prolongado e o risco de recaída tende a ser maior logo após a interrupção do uso da substância. A fase crítica é geralmente nos primeiros seis meses a um ano, período durante o qual o indivíduo está mais vulnerável a gatilhos e estressores.

- **Primeiros meses**: Os primeiros meses após a interrupção do uso são especialmente desafiadores devido à adaptação do corpo e da mente.
- **Longo prazo**: O risco de recaída pode diminuir com o tempo e com a adoção de estratégias de enfrentamento saudáveis.

Fatores de risco

Vários fatores podem aumentar o risco de recaída:

- **Estresse:** Situações de estresse elevado podem desencadear desejos e comportamentos relacionados ao uso da substância.
- **Fatores ambientais:** Ambientes ou pessoas associadas ao uso da substância podem atuar como gatilhos.
- **Condições mentais:** Transtornos mentais como depressão e ansiedade estão frequentemente presentes em pessoas com dependência química e podem aumentar o risco de recaída.
- **Histórico de dependência familiar:** A predisposição genética também pode influenciar a probabilidade de recaída.

Eficácia do tratamento

Tratamentos integrados que abordam a dependência química e questões relacionadas tendem a ser mais eficazes:

- **Terapia Comportamental:** Técnicas como a Terapia Cognitivo-Comportamental (TCC) ajudam a modificar padrões de pensamento e comportamento relacionados ao uso da substância.
- **Medicação:** Em alguns casos, medicamentos podem ajudar a controlar os sintomas de abstinência e reduzir desejos.
- **Suporte social:** A presença de uma rede de apoio sólida pode ser crucial para a manutenção da recuperação.

Importância do suporte continuado

Manter a recuperação a longo prazo geralmente requer suporte contínuo:

- **Grupos de apoio:** Organizações como Alcoólicos Anônimos (AA) e Narcóticos Anônimos (NA) oferecem suporte emocional e compartilhamento de experiências.
- **Acompanhamento profissional:** Consultas regulares com profissionais de saúde ajudam a monitorar o progresso e ajustar o tratamento conforme necessário.

Impacto de recaídas

As recaídas, embora desafiadoras, podem ser usadas como oportunidades de aprendizado:

- **Avaliação e ajuste:** Após uma recaída, é importante avaliar o que contribuiu para a situação e ajustar o plano de tratamento.
- **Resiliência:** Superar uma recaída pode fortalecer a determinação e ajudar a pessoa a desenvolver habilidades de enfrentamento mais eficazes.

Entender esses aspectos pode ajudar a melhorar as estratégias de prevenção e tratamento, oferecendo uma abordagem mais informada e compassiva para aqueles que enfrentam a dependência química.

INFORMAÇÕES SOBRE OVERDOSES POR HEROÍNA

Taxas de overdose

- **Estados Unidos:** A heroína é uma das principais causas de mortes por overdose. Em 2022, cerca de 80.000

mortes por overdose foram atribuídas a opioides sintéticos, com a heroína representando uma parte significativa desse número.
- **Brasil**: Embora a heroína seja menos prevalente comparada a outras drogas no Brasil, casos de overdose ainda ocorrem. A prevalência é menor do que em países como os EUA.
- **Europa**: A heroína é frequentemente associada a mortes por overdose em muitos países europeus. A Agência Europeia de Drogas (EMCDDA) relata que a heroína é uma das principais drogas envolvidas em overdoses na região.

Fatores de risco

- **Pureza da heroína**: A heroína pode variar amplamente em pureza. Heroína com alta pureza aumenta significativamente o risco de overdose.
- **Misturas com outras substâncias**: A heroína é frequentemente misturada com opioides sintéticos, como o fentanil, que é muito mais potente e pode aumentar consideravelmente o risco de overdose.
- **Histórico de uso**: Usuários com histórico prolongado podem desenvolver tolerância. No entanto, uma recaída após um período de abstinência pode ser particularmente perigosa devido à tolerância reduzida.

Demografia

- **Idade**: A maioria das mortes por overdose de heroína afeta adultos jovens e de meia-idade. No entanto, o problema está se expandindo para várias faixas etárias.

- **Sexo**: Em muitos países, os homens são mais propensos a morrerem de overdose por heroína do que as mulheres, embora as taxas possam variar.

Dinâmicas do uso e overdose

Mecanismo da overdose:
- **Efeitos da heroína**: A heroína se converte em morfina no cérebro, ligando-se aos receptores opioides. Isso reduz a respiração e a função cardíaca, levando a uma overdose potencialmente fatal.
- **Risco de overdose**: O risco aumenta quando a quantidade de heroína que inibe a respiração excede o nível que o corpo pode suportar. A combinação com depressivos adicionais, como álcool ou benzodiazepínicos, eleva o risco.

Variabilidade da pureza:
- **Pureza e cortes**: A heroína é frequentemente cortada com outras substâncias, resultando em variações amplas em pureza. A heroína mais pura pode aumentar significativamente o risco de overdose.
- **Impacto do fentanil**: O fentanil, um opioide sintético muito mais potente, é frequentemente misturado com heroína, fazendo com que doses-padrão de heroína se tornem fatais.

Padrões de uso:
- **Uso recrudescente**: Usuários que retornam ao uso após um período de abstinência podem ter tolerância reduzida, tornando-os mais vulneráveis a overdoses com doses que anteriormente poderiam ser toleradas.

- **Formas de administração:** Métodos como a injeção intravenosa apresentam riscos adicionais e podem aumentar a probabilidade de overdose devido ao controle impreciso da dose.

Impactos na saúde

Consequências agudas:
- **Sistema respiratório:** A inibição da respiração é a principal causa de morte por overdose, podendo resultar em danos cerebrais irreversíveis e morte.
- **Sistema cardiovascular:** Overdoses podem levar a arritmias cardíacas e parada cardíaca.

Consequências crônicas:
- **Infecções:** O uso intravenoso pode causar infecções, como abscessos e endocardite.
- **Problemas hepáticos e renais:** O uso prolongado pode levar a doenças hepáticas e renais, especialmente em usuários que compartilham seringas.

Saúde mental:
- **Transtornos associados:** A dependência de heroína frequentemente está associada a transtornos mentais, como depressão e ansiedade, que podem ser exacerbados por overdoses e uso contínuo.

Tratamento e prevenção

Intervenção rápida:
- **Naloxona:** A naloxona é um antídoto eficaz para a overdose de opioides e pode reverter os efeitos de uma overdose se administrada rapidamente.

- **Testes de drogas:** Testes para detectar fentanil e outros adulterantes podem ajudar a evitar doses perigosas.

Programas de redução de danos:
- **Troca de agulhas:** Programas de troca de agulhas ajudam a reduzir a transmissão de doenças infecciosas e fornecem educação sobre segurança.
- **Supervisão de consumo:** Centros de supervisão de consumo oferecem ambiente seguro para o uso de drogas e acesso imediato a serviços médicos em caso de overdose.

Tratamento da dependência:
- **Tratamentos farmacológicos:** Medicamentos como metadona e buprenorfina são eficazes no tratamento da dependência de heroína e na redução do risco de overdose.
- **Terapias comportamentais:** Programas que combinam terapias comportamentais com suporte psicossocial podem ajudar os indivíduos a manter a abstinência e melhorar a qualidade de vida.

Políticas públicas e educação:
- **Educação e prevenção:** Iniciativas educacionais e campanhas de conscientização podem reduzir o uso de heroína e aumentar o conhecimento sobre riscos e tratamentos.
- **Reforma da política de drogas:** Políticas focadas na saúde pública e na redução de danos, em vez de punição, podem melhorar os resultados para os usuários de drogas.

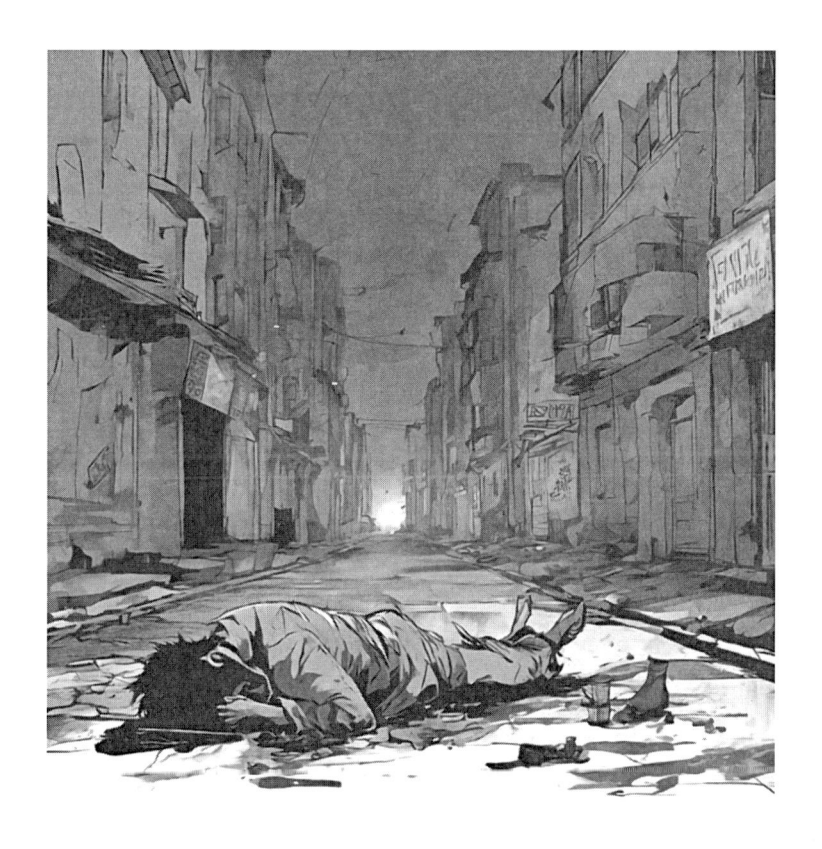

Tendências recentes:
- **Aumento das overdoses:** O número de overdoses por heroína tem aumentado em muitos lugares, em parte devido ao aumento da disponibilidade de opioides sintéticos como o fentanil.
- **Resposta da saúde pública:** Há crescente ênfase em estratégias de saúde pública para combater a epidemia de opioides, incluindo campanhas de educação, acesso a tratamento e melhorias na resposta a emergências.

Parte 6
Ana

O SONHO DO INTERIOR

Ana cresceu em uma pequena vila no interior, onde seus pais trabalhavam arduamente na agricultura. A vida era dura e as condições, muitas vezes, precárias. Com cinco irmãos e irmãs, a casa era sempre cheia de risadas, mas também de desafios. O riso das crianças contrastava com o cansaço estampado nos rostos dos pais, que labutavam incessantemente para garantir o sustento da família. Desde cedo, Ana sonhava com a vida na cidade, cheia de luzes e oportunidades. Aos 13 anos, decidiu que era hora de buscar seus sonhos e partiu para a cidade grande, deixando seus pais com esperança e preocupação.

Ana sempre se destacava na escola, não por ser a mais inteligente, mas pela determinação e curiosidade insaciável. Seus professores a incentivavam a buscar um futuro além dos limites da vila. A pequena escola de paredes descascadas e janelas quebradas era o único lugar onde Ana sentia que poderia ser mais do que apenas uma garota do campo. Quando a família se reunia ao redor da mesa, Ana compartilhava suas ambições de estudar e trabalhar na cidade, imaginando um mundo de possibilidades que a esperava. Ela desenhava em um velho caderno suas visões da cidade, com ruas iluminadas e pessoas elegantes, contrastando fortemente com a simplicidade da vida rural.

No entanto, a decisão de partir não foi fácil. Ana se despediu de cada canto da vila com um misto de excitação e tristeza. A despedida com os pais foi carregada de lágrimas. O pai, com mãos calejadas do trabalho na roça, segurou as mãos de Ana, pedindo que ela nunca esquecesse de onde veio. A mãe, com um olhar de profundo amor e medo, lhe deu um último abraço apertado. Ana partiu com uma mochila velha e um coração cheio de sonhos, prometendo a si mesma que faria tudo para alcançar uma vida melhor.

O ENCANTO DA CIDADE

Ao chegar à cidade, Ana ficou maravilhada. As ruas eram vibrantes, e a energia a envolvia. Os arranha-céus tocavam o céu e as luzes *neon* davam um brilho mágico à noite. Começou a trabalhar em um café, onde conheceu pessoas novas e fez amigos. No entanto, a vida urbana não era tão simples quanto parecia. A pressão para se encaixar e a solidão começaram a pesar sobre ela.

O café onde trabalhava era um refúgio, um lugar onde Ana podia observar a diversidade de pessoas e histórias. Os clientes se tornaram personagens de sua nova vida, mas ao fim do expediente, a solidão a aguardava no pequeno apartamento. O apartamento era frio e apertado, com paredes que pareciam fechar-se sobre ela cada vez mais. As noites eram longas e silenciosas, quebradas apenas pelo ruído distante da cidade que nunca dormia.

No começo, as luzes da cidade que tanto a encantavam se tornaram um lembrete cruel de sua solidão. Ela se sentia como uma pequena peça perdida em um quebra-cabeça enorme. O brilho das luzes não aquecia seu coração, e as vozes e risos que ecoavam pelas ruas faziam-na sentir-se ainda mais isolada. As ligações para casa eram cada vez mais raras, e quando aconteciam, Ana tentava esconder o peso da decepção e da saudade.

O apartamento era um lugar solitário e inóspito. Os móveis eram velhos e desgastados, as paredes úmidas e o teto manchado de infiltrações. O som de goteiras era uma constante, e a sensação de frio nunca a deixava. A cada noite, Ana se encolhia sob o cobertor fino, lutando contra as lágrimas. Ela passava horas acordada, encarando o teto e questionando suas escolhas. A promessa de uma vida melhor parecia cada vez mais distante, e o encanto da cidade se transformava lentamente em uma prisão brilhante.

A rotina no café também começou a pesar. O sorriso constante exigido pelos clientes se tornava cada vez mais difícil de sustentar. A exaustão acumulada e a necessidade de se manter sempre forte começaram a cobrar um preço alto. A pressão para se encaixar em um lugar onde ela se sentia cada vez mais deslocada tornava-se insuportável. Ana começou a se questionar se o sonho de liberdade e oportunidades não era, na verdade, um pesadelo mascarado por luzes e promessas vazias.

A QUEDA NAS SOMBRAS

Em busca de escapar da realidade opressora, Ana começou a experimentar drogas. No início, ela fumava maconha com os amigos, mas logo passou para substâncias mais pesadas. A cocaína foi a primeira a entrar em sua vida, trazendo uma sensação de euforia e energia que a fazia sentir-se invencível. As festas eram um convite ao esquecimento, uma fuga temporária da solidão e das frustrações. Mas o que começou como uma diversão inofensiva rapidamente se transformou em uma espiral de dependência.

As linhas de cocaína a faziam esquecer suas preocupações, mas a euforia era seguida por um vazio ainda maior. O *glamour* inicial das drogas rapidamente se transformou em necessidade inescapável. Ana se iludia pensando que tinha o controle, enquanto sua vida começava a escapar pelas frestas. As luzes brilhantes das festas davam lugar a manhãs sombrias, onde o vazio e a dor se intensificavam. O espelho revelava uma Ana que ela mal reconhecia, com olhos fundos e pele pálida.

Com o tempo, Ana mergulhou mais fundo no submundo das drogas, começando a usar *crack* e heroína. O *crack*, com seu efeito imediato e intenso, a levou a um estado de euforia passageira, seguido por uma queda vertiginosa. A necessidade de sentir aquele pico novamente a levou a fumar várias pedras por dia, até que seu corpo e mente estavam completamente exauridos. A heroína, injetada em suas veias com seringas sujas, trazia uma sensação de calma e apatia, um alívio temporário da dor constante que agora fazia parte de sua existência. Mas o efeito era curto, e a abstinência era insuportável.

A abstinência de heroína era um inferno vivo. O corpo de Ana doía, os músculos contraíam-se em espasmos dolorosos, e o suor frio escorria por sua pele. As náuseas a faziam vomitar repetidamente, e o desejo pela droga a consumia. A mente, em um turbilhão de desespero, não pensava em mais nada além de obter a próxima dose. As noites eram um tormento de insônia, com alucinações e pesadelos que a deixavam à beira da loucura.

Enquanto a heroína a acalmava temporariamente, a cocaína e o *crack* a tornavam paranoica e ansiosa. As drogas competiam em seu sistema, deixando-a em estado constante de instabilidade. Ela se via presa em um círculo de autodestruição, onde a busca pelo próximo conserto era a única coisa que importava. O dinheiro que ela ganhava com o tráfico e pequenos furtos desaparecia rapidamente, consumido pelas necessidades insaciáveis de seu vício.

Ana mergulhou mais fundo no submundo do tráfico. Conheceu pessoas que, assim como ela, buscavam uma saída para suas próprias dores e angústias. O dinheiro fácil e a sensação de poder eram sedutores, mas a realidade das ruas era implacável. Ana começou a enfrentar perigos constantes, e a violência tornou-se uma presença permanente em sua vida. Ela passou a carregar uma faca na bolsa, e o medo de ser traída ou atacada era um companheiro constante. O medo não a deixava dormir, e cada ruído se transformava em uma ameaça.

As ruas, que antes eram um labirinto de possibilidades, tornaram-se um campo de batalha. Ana aprendeu a reconhecer os sons das brigas e tiros, a evitar certos becos e a negociar com traficantes. A desconfiança se tornou sua única aliada, e o isolamento, seu único refúgio. Cada nova marca em seu corpo contava uma história de dor e sobrevivência, cada cicatriz era um lembrete cruel do preço que ela pagava por dia vivido.

O CICLO DA DESTRUIÇÃO

Conforme Ana se envolvia mais profundamente no tráfico e no uso de drogas, sua vida começou a desmoronar. As festas e a sensação de controle foram substituídas pela solidão e pelo medo. Ela se afastou de amigos e familiares, mergulhando em um círculo de autodestruição. A saúde deteriorou-se, e a vida nas ruas se tornou sua nova realidade.

A conexão com a família tornou-se esporádica. As ligações cheias de promessas de visitas e melhora deram lugar a desculpas vazias e silêncios prolongados. A saúde de Ana declinou visivelmente, e a jovem que uma vez sonhou com a liberdade e o sucesso agora lutava para sobreviver a cada dia. A dependência de drogas a levou a becos escuros e a encontros perigosos, onde a violência e a desumanidade eram constantes. Ela começou a roubar para sustentar seu vício, perdendo qualquer resquício de moralidade que lhe restava.

Ana vagava pelas ruas, seu corpo frágil e marcado pelo uso contínuo de drogas. Seus dentes começaram a apodrecer, e suas roupas estavam sempre sujas e rasgadas. Os olhos, antes cheios de esperança, agora eram opacos e sem vida. Ela se tornou um fantasma da cidade, invisível para os que passavam apressados, exceto para aqueles que compartilhavam seu mundo sombrio.

O frio das noites de inverno penetrava seus ossos, e a fome era um constante queimar de dor em seu estômago. A ausência de cuidados médicos transformava cortes e machucados em infecções dolorosas. As mãos de Ana, outrora habilidosas, agora tremiam incontrolavelmente, resultado do abuso contínuo de substâncias. Ela se tornara uma sombra, sua presença apenas notada por aqueles que também estavam presos na escuridão.

A cada dia, Ana testemunhava cenas horríveis nas ruas. Crianças pequenas, maltrapilhas e subnutridas, vasculhavam o lixo em busca de algo para comer. Meninas e mulheres se prostituíam por uma dose de *crack* ou heroína, vendendo seus corpos por centavos. Homens e mulheres morriam nas calçadas, vítimas de overdoses, enquanto outros sucumbiam a doenças simples que o vício os impedia de tratar.

Ana viu amigos sendo assassinados pelo tráfico, suas vidas ceifadas por dívidas ou traições. Ela viu corpos inertes em becos, vítimas de violência extrema ou de overdoses, os rostos desfigurados pelo sofrimento. As sirenes das ambulâncias e da polícia eram uma trilha sonora constante, e o cheiro de morte impregnava o ar. O tráfico transformava a cidade em um campo de batalha, onde a vida humana tinha pouco valor e a sobrevivência dependia de um equilíbrio frágil e brutal.

Uma noite, em uma das muitas festas em que as drogas fluíam livremente, Ana foi drogada e abusada sexualmente por um grupo de homens. A dor e a humilhação a rasgaram por dentro. Ela se sentiu completamente destruída, reduzida a um mero objeto nas mãos de homens que não a viam como um ser humano. O trauma do abuso a perseguiu, alimentando ainda mais seu vício, em uma tentativa desesperada de esquecer o ocorrido. Mas a dor não desaparecia, e o vício apenas aprofundava seu desespero.

Cada vez que Ana fechava os olhos, revivia o horror daquela noite. Sentia o toque violento dos agressores, ouvia suas risadas cruéis e os gritos de sua própria voz implorando por socorro que nunca veio. As drogas se tornaram a única maneira de entorpecer essa memória, mas mesmo a mais poderosa das doses não era suficiente para apagar a dor.

O FIM DA LUZ

Ana, agora sozinha e sem apoio, enfrentava a dura realidade das ruas com uma frieza que não combinava com sua antiga esperança e energia. Cada dia se tornava uma luta incessante pela sobrevivência, e a jovem que sonhara com liberdade e sucesso se transformara em uma sombra de si mesma. O trauma do abuso sexual foi o golpe final em sua já fragilizada resistência. A constante degradação de sua vida a levou a um ponto sem retorno. A vergonha e a culpa corroíam seu espírito, e ela não via mais esperança.

As noites, antes cheias de sonhos e desejos, agora eram preenchidas por pesadelos e solidão. Ana buscava nas drogas um alívio temporário, mas a cada nova dose, a promessa de alívio se transformava em mais dor e vazio. Sua mente estava em estado constante de desespero, suas emoções um turbilhão de angústia e desespero. A heroína, que outrora trazia uma sensação de apatia e calma, agora apenas prolongava seu sofrimento.

Ana passou os últimos dias em estado de agonia constante, lutando contra as dores físicas e emocionais que a consumiam. As ruas, que antes eram símbolo de liberdade, agora eram labirinto sem saída. Ela se sentia observada por olhos invisíveis, julgada por cada passo em falso. O abuso sexual que sofrera a atormentava, um fantasma que se recusava a desaparecer.

Naquela noite fatídica, Ana decidiu que não suportaria mais. Em um beco isolado, onde a luz das estrelas mal tocava o chão, ela se preparou para acabar com seu sofrimento. Encontrou um lugar afastado, onde ninguém a encontraria facilmente. O ar era frio e úmido, e o cheiro de lixo permeava o ambiente. Ana estava tremendo, não apenas pelo frio, mas pelo medo e pela dor que a consumiam.

Com mãos trêmulas, ela preparou a dose letal de heroína. Cada movimento era lento, carregado de uma tristeza profunda. A seringa, um objeto de alívio temporário, agora se tornava seu instrumento final. Ana sentiu uma pontada de pavor, mas a dor insuportável que a atormentava era ainda maior. Com um suspiro pesado, ela injetou a droga em suas veias. O líquido mortal entrou em seu corpo, trazendo uma calma ilusória.

Os primeiros momentos após a injeção foram de torpor, uma sensação de alívio fugaz. Mas logo a calma deu lugar à dor. Seu corpo começou a reagir violentamente à overdose. Ana sentiu um aperto no peito e a respiração ficou difícil. Ela tentou gritar, mas sua voz foi sufocada pelo pânico. O mundo ao seu redor começou a girar, as sombras do beco se tornando borrões indistintos. O coração de Ana batia descompassadamente, uma luta desesperada para continuar. Sua visão escureceu, e o frio parecia se intensificar. O sofrimento físico era avassalador; cada parte de seu corpo doía intensamente. O isolamento do beco amplificava seu desespero. Não havia ninguém para segurar sua mão, ninguém para oferecer uma palavra de conforto. Ana estava completamente só.

Sua mente, em um último esforço, trouxe imagens de sua infância, dos dias ensolarados na vila, dos sorrisos de sua família. Mas essas memórias rapidamente se desvaneceram, substituídas pela realidade brutal de sua situação. Ela sentiu lágrimas quentes escorrerem por seu rosto, misturando-se com a sujeira acumulada. A dor emocional era tão aguda quanto a física. Ana sentiu-se quebrada, um ser humano reduzido a fragmentos de dor e arrependimento.

A escuridão se fechou sobre ela, e sua última visão foi a de um céu sem estrelas, refletindo o vazio que sentia por dentro. O mundo se tornou um lugar distante, e a dor finalmente começou a desaparecer. Seu corpo ficou imóvel, a respiração cessou, e Ana encontrou a paz que tanto procurara. Sua morte foi silenciosa, sem que ninguém estivesse ao seu lado.

A notícia de sua morte ecoou pela comunidade, uma tragédia que tocou todos que a conheciam. Seus pais, devastados, sentiram o peso das decisões que Ana tomara. A cidade grande, com todas as suas promessas, havia tragado a luz vibrante de sua filha. O corpo de Ana foi encontrado em um beco, rodeado por lixo e esquecido pela cidade que um dia a havia encantado. Suas mãos, outrora suaves, agora estavam marcadas pela dureza da vida nas ruas.

Os moradores do bairro onde Ana vivia se sentiram impotentes. Alguns se lembravam de vê-la vagando pelas ruas, outros a reconheciam de breves encontros no café onde trabalhava. Todos tinham consciência, ainda que vagamente, da trajetória descendente que Ana havia seguido, mas ninguém conseguira intervir a tempo. A cidade, com sua pressa e indiferença, não tinha espaço para os que caíam pelas margens. Ana tornou-se mais uma estatística, mais uma história perdida entre muitas.

No enterro, poucos estavam presentes. Seus pais, quebrados pela dor, viam no caixão não apenas o corpo de sua filha, mas também os sonhos despedaçados que um dia compartilharam. As lágrimas misturavam-se com a terra enquanto o caixão era baixado. O peso da culpa e da perda esmagava-os. Eles se perguntavam repetidamente onde haviam falhado, como poderiam ter evitado aquele fim trágico.

A mídia local noticiou o caso brevemente, mencionando Ana apenas como mais uma vítima do tráfico e das drogas. As verdadeiras complexidades de sua vida, seus sonhos e suas dores, foram rapidamente esquecidas. Para muitos, ela se tornou um símbolo do fracasso, uma lembrança constante dos perigos que a cidade grande podia representar para os jovens vulneráveis.

Na pequena vila de onde Ana viera, a notícia de sua morte espalhou-se como fogo. A comunidade, que sempre a vira como uma menina promissora, agora enfrentava o impacto de sua perda. Amigos de infância, vizinhos e antigos professores lamentaram a tragédia que se abatera sobre ela. Sua história serviu como um triste lembrete dos perigos que aguardavam fora dos limites da vila.

Ana, que um dia buscara a luz, encontrou apenas sombras. A vida nas ruas tinha deixado marcas indeléveis, cicatrizes profundas que nem a morte poderia apagar.

A trágica história de Ana ecoou pela cidade e pela vila, um lembrete doloroso dos riscos do envolvimento com drogas e tráfico. Sua vida, embora curta e cheia de obstáculos, tornou-se um poderoso exemplo da luta humana e da importância da comunidade e do apoio. Que sua história continue a iluminar caminhos, a prevenir tragédias e a inspirar mudanças positivas. Que outros, ao ouvirem sua história, possam ver o reflexo de suas próprias lutas e encontrar forças para resistir às tentações e perigos que os cercam.

O QUE É UMA OVERDOSE?

Uma overdose ocorre quando uma pessoa ingere uma quantidade de substância – seja droga, medicamento ou outra toxina – que excede a dose segura que o corpo pode processar. Isso pode levar a uma série de reações adversas e potencialmente fatais. Existem dois tipos principais de overdose: aguda e crônica.

- **Overdose aguda**: Ocorre quando uma grande quantidade de substância é consumida em curto período.

- **Overdose crônica:** Resulta da ingestão prolongada ou repetida de uma substância em doses acima do recomendado.

Como acontece uma overdose?

A overdose pode ocorrer devido a diversos fatores, incluindo:

- **Quantidade excessiva:** Ingestão de doses muito maiores do que o recomendado.
- **Mistura de substâncias:** Combinar diferentes drogas ou medicamentos, especialmente se forem depressivos.
- **Tolerância reduzida:** Redução da tolerância devido à abstinência ou uso ocasional.
- **Metabolismo alterado:** Problemas de saúde ou outros fatores que afetam a capacidade do corpo de processar substâncias.
- **Desinformação:** Falta de conhecimento sobre a dose correta ou os efeitos de uma substância.

Mecanismos de overdose

Interrupção das funções corporais:
- **Sistema respiratório:** Substâncias como opioides e sedativos podem diminuir a respiração.
- **Sistema cardiovascular:** Pode causar arritmias cardíacas ou colapso cardiovascular.

Efeitos neurotóxicos:
- **Neurotransmissores:** Desequilíbrio de neurotransmissores no cérebro.

- **Dano celular:** Morte celular em áreas críticas do cérebro.

Efeitos metabólicos:
- **Acúmulo de toxinas:** Substâncias que o corpo não consegue metabolizar rapidamente.

Interações entre substâncias:
- **Sinergia:** Efeitos potencializados e imprevisíveis ao combinar substâncias.

Sintomas e consequências

Os sintomas de overdose variam com a substância e podem incluir:

- Náuseas e vômitos
- Confusão e alucinações
- Perda de coordenação
- Dificuldade em respirar
- Dor no peito e convulsões

As consequências podem ser graves, incluindo danos permanentes a órgãos vitais, coma e morte.

Tratamento de overdose

Primeiros socorros:
- Administre técnicas básicas de vida, como RCP (ressuscitação cardiopulmonar), se necessário.

Antídotos:
- Alguns tipos de overdose têm antídotos específicos, como a naloxona para opioides.

Tratamento médico:
- Hospitalização pode ser necessária para monitoramento, administração de medicamentos e suporte adicional.

Prevenção

- **Educação:** Conheça as doses seguras e os efeitos das substâncias.
- **Evite misturas:** Não combine drogas sem orientação médica.
- **Não use substâncias ilícitas:** Evite o uso de drogas não prescritas.

A dependência química é um dos maiores desafios de saúde mental enfrentados globalmente, e seu impacto é exacerbado pelo risco aumentado de suicídio entre os dependentes. A combinação dos efeitos diretos das substâncias no cérebro, a presença de transtornos mentais concomitantes, e os desafios sociais e emocionais relacionados à dependência contribuem para um risco elevado de suicídio.

ESTATÍSTICAS GERAIS

Risco elevado de suicídio

- **Taxa de suicídio:** Estudos revelam que indivíduos com transtornos por uso de substâncias têm risco de suicídio que pode ser até 6 vezes maior do que o da população geral. Esse elevado risco reflete a complexa interação entre os efeitos das substâncias e os problemas de saúde mental que frequentemente acompanham a dependência.

Comorbidades

- **Transtornos mentais coocorrentes:** A comorbidade de transtornos mentais, como depressão e ansiedade, é comum entre pessoas com dependência química. Pesquisas indicam que cerca de 50% das pessoas com transtornos por uso de substâncias também têm transtornos psiquiátricos. Essas condições podem amplificar sentimentos de desesperança e aumentar o risco de suicídio.

Dados específicos por substância

Uso de álcool

- **Taxa de suicídio:** Dependentes de álcool têm taxa de suicídio particularmente elevada. Estudos mostram que até 15% dos indivíduos com transtorno por uso de álcool podem cometer suicídio. O álcool atua como um depressor do sistema nervoso central, o que pode agravar a depressão e reduzir a inibição, aumentando o risco de suicídio.
- **Impacto psicológico:** O uso crônico de álcool pode causar alterações cerebrais que afetam a regulação emocional e o comportamento, contribuindo para o aumento do risco de suicídio.

Uso de opioides

- **Risco aumentado:** O uso de opioides está fortemente associado a um aumento do risco de suicídio. Um estudo publicado no *American Journal of Psychiatry* revelou que pessoas com dependência de opioides têm taxa de suicídio de 3 a 4 vezes maior do que a média da população.

- **Efeitos do uso de opioides:** Opioides, como heroína e analgésicos prescritos, podem criar uma sensação temporária de euforia, seguida por uma fase de depressão profunda e desesperança. O uso prolongado pode levar a maior vulnerabilidade ao suicídio devido a mudanças neuroquímicas e ao impacto emocional da dependência.

Outras drogas
- **Cocaína e anfetaminas:** A dependência de substâncias como cocaína e anfetaminas também está associada ao aumento do risco de suicídio. A cocaína, por exemplo, pode causar episódios de paranoia e agitação, enquanto as anfetaminas podem levar a comportamentos impulsivos e desregulação emocional, ambos fatores que contribuem para um risco aumentado de tentativas de suicídio.
- **Impactos psicológicos:** Essas drogas podem provocar alterações graves no humor e no comportamento, além de aumentar o risco de transtornos mentais, como transtornos de personalidade e psicose, que estão associados a risco maior de suicídio.

Fatores contribuintes
Efeitos das drogas
- **Exacerbação de sintomas:** Drogas e álcool podem agravar os sintomas de transtornos mentais preexistentes, como depressão e ansiedade. O uso de substâncias

pode interferir na capacidade da pessoa de lidar com estressores e problemas emocionais, tornando-as mais vulnerável a pensamentos suicidas.
- **Comportamento impulsivo:** Muitas substâncias afetam a capacidade de julgamento e aumentam o comportamento impulsivo, o que pode levar a ações suicidas sem a capacidade adequada de considerar as consequências.

Impactos psicológicos e sociais
- **Estigma e isolamento:** O estigma associado à dependência química pode levar ao isolamento social, agravando sentimentos de solidão e desesperança. O isolamento pode criar um ambiente em que os indivíduos se sentem sem suporte e sem alternativas para enfrentar seus problemas, aumentando o risco de suicídio.
- **Dificuldades financeiras e sociais:** A dependência química frequentemente está acompanhada de dificuldades financeiras, problemas legais e relacionamentos rompidos, todos fatores que podem contribuir para um aumento no risco de suicídio. A sensação de estar sobrecarregado por essas dificuldades pode intensificar a desesperança.

Histórico de tentativas
- **Risco de suicídio fatal:** Pessoas com histórico de tentativas de suicídio estão em maior risco de cometer suicídio fatal. A dependência química pode exacerbar esse risco ao criar um ciclo de comportamento suicida e de desesperança, além de reduzir a eficácia das estratégias de enfrentamento.

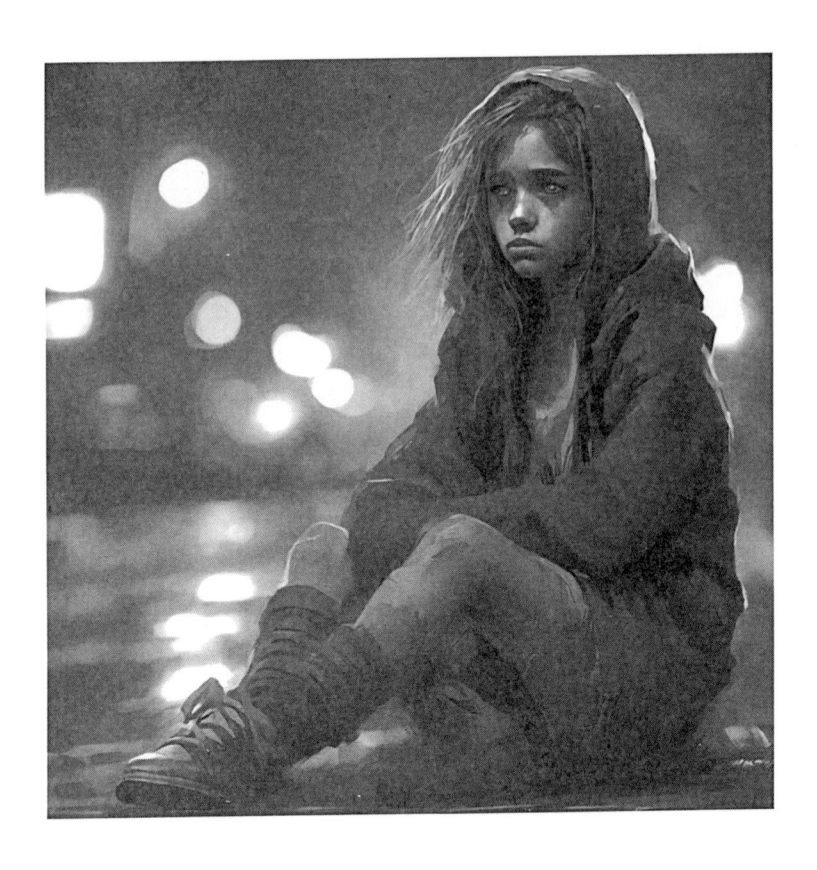

- **Efeito da dependência:** A presença de dependência química pode tornar o tratamento e a recuperação mais complexos, agravando a situação e dificultando a capacidade da pessoa para manter um estado mental estável.

A JORNADA INDIVIDUAL E COLETIVA

As histórias contadas neste livro revelam muito mais do que os dramas pessoais dos personagens; elas são janelas para o coração de uma crise global. Cada capítulo retratou a luta de indivíduos que, em momentos de vulnerabilidade, caíram na armadilha das drogas. Esses relatos são tão diversos quanto as pessoas que os vivenciaram – histórias de famílias desfeitas, sonhos destruídos e uma batalha incessante pela sobrevivência. No entanto, em meio a tanta dor, também emergem histórias de resistência, superação e, ocasionalmente, de vitória.

O que une todos esses relatos é uma verdade inescapável: a dependência química não é apenas uma questão de escolha individual, mas um fenômeno social complexo, moldado por fatores históricos, econômicos e culturais. Cada pessoa retratada aqui, cada luta enfrentada, está inserida em um contexto maior que vai além do indivíduo, abrangendo comunidades, nações e a própria história da humanidade.

A HISTÓRIA DAS DROGAS: DE REMÉDIOS A MERCADORIAS

A trajetória das drogas na história humana é longa, multifacetada e marcada por profundas transformações sociais, culturais e econômicas. Desde tempos imemoriais, substâncias naturais como ópio, coca e *cannabis* foram utilizadas pelas mais diversas civilizações, desempenhando papéis essenciais em rituais religiosos, práticas medicinais e momentos de celebração ou introspecção.

ANTIGUIDADE E A FUNÇÃO RITUALÍSTICA DAS DROGAS

Nos primórdios da civilização, muitas sociedades acreditavam que determinadas plantas possuíam poderes sobrenaturais, capazes de conectar o ser humano ao divino. A papoula, da qual se extrai o ópio, era cultivada no Egito antigo, onde era usada para aliviar dores e induzir o sono, sendo referida como a *planta da alegria*. Paralelamente, os incas da América do Sul mastigavam folhas de coca para suportar as altitudes dos Andes e, ao mesmo tempo, realizar cerimônias espirituais.

Na Grécia e em Roma, as drogas também desempenhavam papéis significativos. Hipócrates, o Pai da Medicina, mencionou o uso do ópio para tratar diversas condições, enquanto o culto a Dionísio fazia uso de substâncias entorpecentes para atingir estados alterados de consciência, considerados necessários para entrar em comunhão com os deuses. Esses exemplos mostram como, para muitas civilizações, as drogas não eram vistas apenas como substâncias recreativas ou medicinais, mas como ferramentas essenciais para acessar realidades espirituais ou transcendentais.

A TRANSFORMAÇÃO PARA MERCADORIA: A REVOLUÇÃO DO COMÉRCIO DE DROGAS

Com o tempo, o uso de drogas passou a transcender o contexto religioso ou medicinal, inserindo-se no comércio internacional. O caso mais emblemático dessa transformação ocorreu com o ópio, que se tornou a peça central de uma das primeiras indústrias globais de drogas. No século XIX, a produção e o comércio do ópio estavam em pleno crescimento, e a demanda por essa substância criou tensões políticas e econômicas de larga escala.

As Guerras do Ópio (1839-1842 e 1856-1860) entre a China e o Reino Unido são um marco significativo nessa transformação. A China, preocupada com os efeitos devastadores do vício em ópio em sua população, tentou restringir a importação da droga, que estava sendo massivamente contrabandeada pelos britânicos. Em resposta, o Reino Unido lançou campanhas militares para forçar a

China a abrir seus portos ao comércio de ópio, resultando em conflito que devastou o país asiático e enfraqueceu sua soberania.

O desfecho das Guerras do Ópio consolidou a droga como mercadoria global, capaz de gerar imensas fortunas para alguns, ao mesmo tempo em que destruía vidas e comunidades inteiras. Esse episódio histórico ilustra como o comércio de drogas passou a ser uma força motriz na economia mundial, com consequências que ressoariam por séculos.

O SÉCULO XX: A ERA DAS DROGAS SINTÉTICAS E A EXPANSÃO DO MERCADO

Avançando para o século XX, a industrialização e a globalização trouxeram inovações tecnológicas que revolucionaram a produção de drogas. Substâncias como anfetaminas e barbitúricos foram sintetizadas em laboratórios, inicialmente para fins medicinais. As anfetaminas, por exemplo, foram amplamente usadas durante a Segunda Guerra Mundial para manter soldados alertas. No entanto, rapidamente se popularizaram como drogas recreativas, gerando novo mercado ilícito.

Ao mesmo tempo, a descoberta de novos processos químicos levou à produção em larga escala de drogas como a heroína, derivada da morfina, e da cocaína, extraída das folhas de coca. Essas substâncias, mais potentes e viciantes que suas predecessoras, passaram a circular globalmente, alimentadas por um mercado-negro cada vez mais organizado e lucrativo. Cartéis poderosos, como os de Medellín e Cali, na Colômbia, emergiram como potências econômicas e militares, controlando vastas redes de tráfico e desafiando estados soberanos.

A GLOBALIZAÇÃO DAS DROGAS E SUAS CONSEQUÊNCIAS SOCIAIS

A globalização no final do século XX e início do XXI intensificou ainda mais o problema das drogas. Com o avanço das tecnologias de comunicação e transporte, as drogas passaram a ser distribuídas com maior eficiência, alcançando praticamente todas as partes do mundo. As fronteiras tornaram-se mais porosas, facilitando o trânsito de substâncias ilícitas e dificultando a atuação dos órgãos de repressão.

Nesse contexto, as drogas sintéticas, como o MDMA (conhecido como *ecstasy*) e as metanfetaminas, ganharam popularidade, especialmente entre os jovens. Essas substâncias, muitas vezes produzidas em laboratórios clandestinos, não apenas ampliaram o mercado de drogas, mas também introduziram novos desafios para a saúde pública. A crescente disponibilidade dessas drogas, aliada à sua capacidade de causar dependência rápida e severa, resultou em crises de saúde em várias partes do mundo, levando a uma explosão no número de dependentes.

AS DROGAS COMO REFLEXO DA SOCIEDADE

O que começou como práticas ritualísticas ou medicinais evoluiu para uma indústria global poderosa, muitas ve zes mortal. Hoje, as drogas representam um dos paradoxos mais difíceis da sociedade moderna: ao mesmo tempo em que são usadas para tratar e aliviar o sofrimento, também causam devastação em escala massiva. A história das drogas é, portanto, a história da humanidade – uma narrativa de busca, poder, ganância e, em última instância, sobrevivência.

Essa transformação das drogas, de plantas sagradas a mercadorias lucrativas, ilustra como a natureza humana pode distorcer o que inicialmente foi criado ou descoberto para o bem. Entender essa trajetória é essencial para abordar de forma mais eficaz os desafios que as drogas continuam a apresentar na sociedade contemporânea.

O PAPEL DAS POLÍTICAS DE DROGAS

Com o aumento do uso de drogas e das crises de dependência, os governos ao redor do mundo reagiram de diferentes maneiras. Nos Estados Unidos, a *Guerra às Drogas*, iniciada na década de 1970, teve como objetivo combater o tráfico e o uso de entorpecentes por meio de políticas repressivas e punitivas. Contudo, essa abordagem, focada principalmente na criminalização, levou à superlotação de prisões, exacerbou desigualdades sociais e, em muitos casos, falhou em abordar as causas subjacentes do vício.

Na contramão dessa política, alguns países, como Portugal, optaram pela descriminalização do uso de drogas e investiram em programas de tratamento e reabilitação. Os resultados mostraram que uma abordagem baseada na saúde pública e na redução de danos pode ser mais eficaz na reintegração dos dependentes à sociedade e na diminuição do consumo de drogas.

Essas políticas, por mais variadas que sejam, refletem como as sociedades entendem e lidam com a questão das drogas. Enquanto algumas veem a dependência como uma questão moral e legal, outras a encaram como um problema de saúde pública que requer compaixão, apoio e tratamento.

REFLEXÃO FINAL:
LIÇÕES E ESPERANÇAS

À medida que chegamos ao fim deste livro, é importante refletir sobre as lições que essas histórias nos ensinaram. Cada personagem nos mostrou que a dependência química é uma condição profundamente humana, influenciada por uma miríade de fatores, desde traumas pessoais até pressões sociais e econômicas. O vício não discrimina – ele afeta ricos e pobres, jovens e idosos, homens e mulheres.

Essas narrativas, no entanto, não devem ser vistas apenas como contos de advertência. Elas são, antes de tudo, convites à empatia. Ao compreender as histórias por trás da dependência, somos desafiados a abandonar o julgamento e a estender a mão, não apenas como indivíduos, mas como sociedade.

A luta contra a dependência química não termina com a reabilitação de um indivíduo ou com a prisão de um traficante. Ela exige uma mudança profunda na maneira como enxergamos e tratamos as drogas e aqueles que as usam. Isso significa investir em educação, em políticas de redução de danos, e em apoio contínuo para aqueles que tentam reconstruir suas vidas.

UM CHAMADO À AÇÃO

Este epílogo não é um ponto-final, mas um novo começo. Ele é um chamado à ação para todos nós – leitores, profissionais de saúde, legisladores, familiares e amigos. Que possamos continuar a luta com coragem, solidariedade e, acima de tudo, humanidade. As histórias contadas aqui são um lembrete de que a recuperação é possível, mas não acontece sozinha. Ela depende de uma rede de apoio que começa com a compreensão e a compaixão.

Que este livro inspire não apenas a conscientização, mas também a ação. Que possamos, juntos, construir uma sociedade onde o apoio seja mais acessível do que a substância, onde a compaixão prevaleça sobre o julgamento, e onde o tratamento e a prevenção sejam as pedras angulares de uma nova abordagem às drogas e à dependência.

E assim, enquanto fechamos este capítulo, lembramos que a luta contra a dependência química é uma luta pela dignidade humana, por uma vida vivida plenamente, e por uma sociedade que cuida de seus membros mais vulneráveis. A história das drogas é, em última análise, uma história sobre a condição humana – e é uma história que ainda estamos escrevendo.